# Springer

*Berlin
Heidelberg
New York
Barcelona
Hongkong
London
Mailand
Paris
Singapur
Tokio*

# Gesunde Ernährung

Schriftenreihe der Dr. Rainer Wild-Stiftung

Karin Bergmann

# Industrielle Lebensmittel

## - Hoher Wert und schlechtes Image?

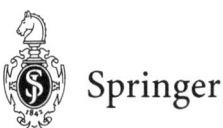
Springer

Dr. Karin Bergmann
Joergstraße 3
D-80689 München

ISBN-13: 978-3-642-48179-6    e-ISBN-13: 978-3-642-48178-9
DOI: 10.1007/978-3-642-48178-9

Die Deutsche Bibliothek - CIP-Einheitsaufnahme
Industriell gefertigte Lebensmittel - Hoher Wert und schlechtes Image? /
Karin Bergmann. - Berlin; Heidelberg; New York; Barcelona; Honkong;
London; Mailand; Paris; Singapur; Tokio: Springer 1999
    (Gesunde Ernährung)
    ISBN-13: 978-3-642-48179-6

Dieses Werk ist urheberrechtlich geschützt. Die dadurch begründeten Rechte, insbesondere die der Übersetzung, des Nachdrucks, des Vortrags, der Entnahme von Abbildungen und Tabellen, der Funksendung, der Mikroverfilmung oder Vervielfältigung auf anderen Wegen und der Speicherung in Datenverarbeitungsanlagen, bleiben, auch bei nur auszugsweiser Verwertung, vorbehalten. Eine Vervielfältigung dieses Werkes oder von Teilen dieses Werkes ist auch im Einzelfall nur in den Grenzen der gesetzlichen Bestimmungen des Urheberrechtsgesetzes der Bundesrepublik Deutschland vom 9. September 1965 in der jeweils geltenden Fassung zulässig. Sie ist grundsätzlich vergütungspflichtig. Zuwiderhandlungen unterliegen den Strafbestimmungen des Urheberrechtsgesetzes.

© Springer-Verlag Berlin Heidelberg 1999
Softcover reprint of the hardcover 1st edition 1999

Die Wiedergabe von Gebrauchsnamen, Handelsnamen, Warenbezeichnungen usw. in diesem Buch berechtigt auch ohne besondere Kennzeichnung nicht zu der Annahme, daß solche Namen im Sinne der Warenzeichen- und Markenschutz-Gesetzgebung als frei zu betrachten wären und daher von jedermann benutzt werden dürften.

Sollte in diesem Werk direkt oder indirekt auf Gesetze, Vorschriften oder Richtlinien (z.B. DIN, VDI, VDE) Bezug genommen oder aus ihnen zitiert worden sein, so kann der Verlag keine Gewähr für die Richtigkeit oder Aktualität übernehmen. Es empfiehlt sich, gegebenenfalls für die eigenen Arbeiten die vollständigen Vorschriften oder Richtlinien in der jeweils gültigen Fassung hinzuzuziehen.

Layout und Datenkonvertierung: Renate Albers
Umschlaggestaltung: Struve & Partner, Heidelberg

SPIN: 10567842    52/3020 - 5 4 3 2 1 0 - Gedruckt auf säurefreien Papier

# Vorwort der Autorin

Stehen gesunde Ernährung und industriell gefertigte Lebensmittel im Widerspruch? Der hier vorliegende 2. Band der Schriftenreihe der Dr. Rainer Wild-Stiftung behandelt Gegensätze ganz verschiedener Art: Solche zwischen verarbeiteten und naturbelassenen Lebensmitteln, zwischen guter Lebensmittelqualität und schlechtem Lebensmittelimage, zwischen Genußorientierung beim Essen und Gesundheitsorientierung in der Ernährung und vieles mehr.
Gesunde Ernährung wird heute aus sehr unterschiedlichen Blickwinkeln gesehen. So steht sie nicht nur im Brennpunkt unternehmerischer, sondern auch im Blickpunkt gesundheitspolitischer Interessen. Für die meisten Menschen stellt die gesunde Ernährung ein alltägliches Bedürfnis dar, welches man eher nach eigener Fasson erfüllt statt durch theroretische Erkenntnis. Gleichwohl richtet sich der Herausgeber mit der hier vorliegenden Arbeit an diejenigen Leser, die mit einem profunden Interesse an einer gesunden und zeitgemäßen Ernährungsweise ausgestattet sind, sich aber in der wissenschaftstheoretischen Betrachtung von Nahrung und Ernährung nicht zu Hause fühlen.
Dieses Buchprojekt wurde von der Dr. Rainer Wild-Stiftung initiiert und im Rahmen eines Stipendiums im Stiftungshaus der Dr. Rainer Wild-Stiftung realisiert.
Der neue Band mit dem Untertitel „Hoher Wert und schlechtes Image?" besteht aus zwei Teilen. Der Hauptteil gilt dem Gegensatz von industriell gefertigten Lebensmitteln und gesunder Ernährung. Hier werden gesicherte Erkenntnisse zusammengetragen und kommentiert. Die Ausführungen basieren dabei nicht nur auf den technologischen Fakten der Lebensmittelverarbeitung, sondern folgen auch der Frage, wie Verbraucher die heutige Lebensmittelqualität wahrnehmen. Denn längst mußten diese die Last der täglichen Nahrungsbeschaffung gegen die Last der täglichen Informationsbeschaffung tauschen. Deshalb befaßt sich der 2. Teil des Buches mit den Kommunikationsproblemen der industriellen Lebensmittelfertigung und ihrer Produkte. Hier werden Verlauf und Ergebnisse einer Expertenrunde dokumentiert, die zu diesem Thema im Dezember 1995 in der Reihe der Heidelberger Ernährungsforen der Dr. Rainer Wild-Stiftung als 3. Heidelberger Ernährungsforum stattfand. Am runden Tisch wurde klar, daß differenzierte, empirisch gesicherte Erkenntnisse zum Image industriell vorgefertigter Lebensmittel bisher fehlen. Die Fachleute aus Lebensmittelwirtschaft und Verbraucherverbänden schätzten am Ende der Gesprächsrunde den Forschungsbedarf für die Zukunft

ab. Daraus resultierten Schwerpunkte für die künftige Projektarbeit der Dr. Rainer Wild-Stiftung, welche die Kommunikationsbedürfnisse von Verbrauchern über die industrielle Lebensmittelfertigung im Rahmen einer deutschlandweiten Repräsentativbefragung erforschen wird.

August 1998                                      Karin Bergmann, München

# Danksagung

Der Autorin dieses Buches ist es eine angenehme Aufgabe, allen jenen Dank zu sagen, die zur Entstehung des 2. Bandes der Schriftenreihe der Dr. Rainer Wild-Stiftung beigetragen haben.
Herrn Prof. Dr. Rainer Wild gilt mein ganz besonderer Dank für die vertrauensvolle Unterstützung, welche mir die Verwirklichung dieses Buches in der konstruktiven Arbeitsatmosphäre des Stiftungsdomizils, des Heidelberger Neckarschlössls, ermöglichte. Herrn Dr. Norbert Schröder danke ich für seine Unterstützung, die mir insbesondere während der anfänglichen konzeptionellen Phase der Arbeit sehr hilfreich war. Die Arbeit von Frau Dipl. oec. troph. Gesa Schönberger und Herrn Dr. Uwe Spiekermann ging bei weitem über das Korrekturlesen und kritische Begleiten des Werkes hinaus. Für die persönliche Bereicherung, die ich innerhalb unserer Diskussionen über die Ernährung als Gegenstand natur- und kulturwissenschaftlichen Denkens erfahren konnte, sei ihnen beiden herzlich gedankt. Ich bedanke mich besonders bei allen Mitarbeitern der Dr. Rainer Wild-Stiftung, die mir in organisatorischer Hinsicht kontinuierlich zur Seite standen.
Frau Prof. Dr. Ingrid-Ute Leonhäuser hat mit der engagierten Moderation des Expertengespräches in der Dr. Rainer Wild-Stiftung maßgeblich dazu beigetragen, den Grundstein für die empirische Forschung zu legen und den Kommunikationsbedürfnissen aller Teilnehmer freundliche Berücksichtigung zukommen zu lassen. Herr Prof. Dr. Joachim Friedrich Diehl begutachtete das Manuskript und gab wertvolle Anregungen zur naturwissenschaftlichen Beurteilung von Lebensmitteln und Lebensmittelqualität. Die inhaltliche und formale Durchsicht seitens des Springer-Verlags hat maßgeblich dazu beigetragen, das Manuskript in entscheidenden Punkten zu verbessern und abzurunden. Mein persönlicher Dank gilt Frau Dr. Uta Werner, die meine Arbeit in den vergangenen Jahren mit viel Geduld, Rat und Begeisterung begleitet hat.
Für die Zukunft gilt es nun herauszufinden, wie unangemessenen Vorstellungen über unser heutiges Lebensmittelangebot begegnet werden kann. In Zeiten der Sättigung "von Leib und Seele" stellt dies eine schwierige, aber wichtige Aufgabe dar. Augenblicklich sei diesem Buch die Hoffung auf eine breite Diskussion in den Fachkreisen vorangestellt sowie der Wunsch der Autorin, in möglichst direkten Meinungsaustausch mit den Lesern treten zu können.

Karin Bergmann, München

# Vorwort des Herausgebers

Die Dr. Rainer Wild-Stiftung möchte als Herausgeber dieser Schriftenreihe mit diesem Vorwort die Gelegenheit nutzen, den Leser zunächst mit der von ihr neu geschaffenen Buchserie und ihren Absichten und Ideen bekannt zu machen. Informationen zur Organisationsstruktur, zum Stiftungsgedanken und Stiftungsthema sowie über Ziele und Aufgaben der Stiftung lassen sich dem zweiten Teil dieses Vorwortes entnehmen während das Vorwort der Autorin die Schwerpunkte des hier vorliegenden Bandes zusammenfaßt.

## Die Schriftenreihe

Essen und Trinken sind nicht delegierbare Tätigkeiten. Sie begleiten jeden Menschen vom ersten bis zum letzten Lebenstag und gehen daher jeden an. Gerade in modernen Industriegesellschaften mit einem stark wachsenden Gesundheitsbewußtsein treten Fragen einer ausgewogenen und gesunden Ernährung heute mehr denn je in den Blickpunkt einer breiten Öffentlichkeit. Man achtet mehr auf seine Gesundheit und versucht, durch eine vernünftige Ernährung und gesunde Lebensweise der Entstehung von Krankheiten vorzubeugen. Die Dr. Rainer Wild-Stiftung hat sich aus diesem Grunde entschieden, eine neue wissenschaftliche Schriftenreihe zum Thema „Gesunde Ernährung" herauszugeben und ein Forum zu schaffen, in dem nicht nur die Ergebnisse eigener Projektarbeit veröffentlicht, sondern auch weitere Beiträge zu zentralen und aktuellen Themen der Ernährung dargestellt werden, die den von der Stiftung verfolgten Zielen förderlich sind.
Es ist ein besonderes Anliegen der Dr. Rainer Wild-Stiftung als Mittler zwischen Wissenschaft, Industrie und Gesellschaft im Rahmen dieser Schriftenreihe spezifische Themen aufzugreifen und für die allgemeine Diskussion zugänglich zu machen. In unregelmäßiger Abfolge werden pro Jahr etwa 2–3 Bände erscheinen, die sich mit Fragen der Ernährungswissenschaft, der Lebensmitteltechnologie, der Ernährungsmedizin etc. befassen werden. Es soll aber auch Raum bleiben für Themen, die neben dem rein naturwissenschaftlich ausgerichteten Forschungsansatz gleichermaßen die vielfältigen geistes-, sozial- und kulturwissenschaftlichen Aspekte der Ernährungsforschung und Eßkultur berücksichtigen sowie deren Zusammenhänge miteinbeziehen.

Die Dr. Rainer Wild-Stiftung dankt dem Springer-Verlag, daß mit der vorliegenden Schriftenreihe ihr Engagement für eine gesunde Ernährung in die Öffentlichkeit getragen werden kann und somit einen lebendigen, aber auch notwendigen Dialog zwischen Autoren, Herausgeber und Fach- sowie Laienpublikum ermöglicht und fördert.

## Der Herausgeber – Die Dr. Rainer Wild-Stiftung

### Aufbau und Organisation

Die Dr. Rainer Wild-Stiftung wurde Mitte 1991 zunächst als nicht rechtsfähige Stiftung gegründet. 1993 erfolgte durch Genehmigung des zuständigen Regierungspräsidiums in Karlsruhe die Umwandlung in eine rechtsfähige öffentliche Stiftung des bürgerlichen Rechts mit Sitz in Heidelberg.
Als unabhängige selbständige Institution verfolgt die Stiftung ausschließlich und unmittelbar gemeinnützige Zwecke. Gemäß ihrer Satzung fördert sie international die Wissenschaft, Erziehung, Aus- und Berufsbildung sowie kulturelle Aktivitäten im Bereich der gesunden Ernährung des Menschen.
Die satzungsmäßigen Organe der Stiftung sind Vorstand, Kuratorium, Geschäftsführung und Wissenschaftliche Leitung.

### Stiftungsgedanke und Stiftungsthema

Bevor nun näher auf die Ziele und Aufgaben der Stiftung eingegangen werden soll, möchten wir zunächst in einem kurzen Abriß zu Stiftungsgedanken und Stiftungsthema das besondere Anliegen der Dr. Rainer Wild-Stiftung vorstellen. Einer der Beweggründe, die den Stifter, Prof. Dr. Rainer Wild, zum gemeinnützigen Engagement für die Gesellschaft veranlaßten, war folgender Grundgedanke: Die heutige Gesellschaft der industrialisierten Welt bedarf in besonders starkem Maße des gestalterischen, fördernden Beitrags ihrer Bürger. Die Einrichtung einer gemeinnützigen Stiftung und die damit verbundene gesellschaftspolitische Aufgabe ist nach dem politischen Verständnis des Stifters Ausdruck einer aktiven Demokratie, um beispielhaft die Bedeutung von Privatinitiativen in unserer Zeit zu bestätigen.
Ausschlaggebend für die Beschäftigung mit gesunder Ernährung war jedoch die über diesen Grundgedanken hinausgehende Überlegung, daß unsere westliche Gesellschaft zwar nicht mehr durch Mangelsituationen charakterisiert ist, wohl aber in den Industrienationen am unausgewogenen Ernährungsverhalten des einzelnen krankt und daß der allgemeine Wohlstand auch seine gefährliche Kehrseite zeigt. Zahlreiche moderne Zivilisationskrankheiten, wie Herz-Kreislauf-Erkrankungen und manche Krebsarten sind zumin-

dest teilweise durch die Ernährung bedingt. Mittlerweile ist wissenschaftlich nachgewiesen, daß eine ausgewogene, gesunde Ernährung von Kindheit an einen wichtigen Beitrag zur Gesunderhaltung des Einzelnen leisten kann.
Gesundheit ist nach dem Verständnis der Stiftung jedoch mehr als lediglich die Abwesenheit von Krankheit, sondern sie meint die physische und geistige Integrität des individuellen Organismus und wird als ein mehrdimensionales Phänomen mit voneinander abhängigen physischen, psychischen und sozialen Aspekten verstanden.
Das Bewußtsein, daß alle Bereiche des Lebens in ständiger Wechselwirkung stehen, ist in der heutigen technologischen Zivilisation jedoch weitgehend verlorengegangen. Die stark naturwissenschaftlich geprägte Anschauung westlicher Gesellschaften einschließlich der medizinischen Forschung betrachtet den menschlichen Körper als Maschine, die nach einer linearen Kette von Ursache und Wirkung funktioniert und die aus der Sicht ihrer Einzelteile analysiert werden müsse. Als Ausdruck dieses methodischen Reduktionismus treten Diagnose und Analyse in den Vordergrund, und Krankheit gilt als Fehlfunktion eines biologischen Mechanismus.
Ganz anders sieht die asiatische, insbesondere die chinesische Lehre, heute aber auch zunehmend die westliche Medizin das Gesundheitsverständnis. Diesem Gesundheitsverständnis liegen systemtheoretische Ansätze zugrunde. Hierin wird das Menschenbild sehr viel differenzierter und dadurch letztlich ganzheitlicher gesehen. Eine solche Betrachtungsweise sieht den Menschen als „Treffpunkt" dreier Einflußgrößen, die in sich geschlossene, jedoch miteinander gekoppelte Systeme bilden, dem biologischen – dem Körper –, dem psychischen – dem Bewußtsein – und dem sozialen – der Kommunikation. Nach dem herkömmlichen Verständnis, dem Zusammenspiel von Körper, Geist und Seele.
Dieses moderne ganzheitliche Modell betrachtet jeden lebenden Organismus, sei es ein Einzeller, die einzelne Zelle, das Lebewesen oder Gruppen davon als Systeme, die alle in ständiger Wechselwirkung mit ihrer Umwelt stehen, etwa im Austausch von Energie und Materie, die sie zu ihrer ständigen Selbsterneuerung brauchen. Aufgrund dieser Offenheit befinden sich lebende Systeme nie in einem Zustand stabilen Gleichgewichts, sondern in einem Schwingungszustand mit großer Flexibilität, wodurch sie in der Lage sind, sich innerhalb bestimmter Toleranzgrenzen einer veränderten Umwelt anzupassen.

### Gesunde Ernährung
Doch was versteht nun die Dr. Rainer Wild-Stiftung unter dem Begriff „gesunde Ernährung"? Zur Beantwortung dieser Frage möchten wir uns zunächst auf den letzten Ernährungsbericht der Deutschen Gesellschaft für Ernährung

(DGE) berufen. Die dort aufgeführten Probleme der falschen Ernährung in der Bundesrepublik Deutschland lassen sich folgendermaßen zusammenfassen: *Wir essen zu viel, zu fett, zu salzig, zu ballaststoffarm und zu süß.* Verbunden mit einem allgemeinen Bewegungsmangel resultieren daraus die vielfältigen ernährungsabhängigen Krankheiten, deren medizinische Behandlung nach einer Studie Mitte der 90er Jahre auf über 100 Milliarden DM jährliche Kosten veranschlagt werden.

Die DGE hat deshalb Regeln für eine vollwertige Ernährung aufgestellt, die helfen sollen, Wohlbefinden und Leistungsfähigkeit bis ins hohe Alter zu gewährleisten. Diese Ernährungsempfehlungen basieren auf den neuesten naturwissenschaftlichen Erkenntnissen, enthalten keine Verbote und schreiben kein grammweises Abwiegen von Lebensmitteln vor. Diese einfachen Regeln verdeutlichen, warum es vorteilhaft für den Menschen ist, bestimmte Lebensmittel häufiger zu essen und bei anderen Zurückhaltung zu üben und somit im täglichen Alltag eine gesunde Ernährungsweise zu praktizieren. Die Dr. Rainer Wild-Stiftung schließt sich diesen Empfehlungen an und orientiert sich ebenfalls an dieser Analyse der Ernährungssituation in Deutschland und der aktuellen Ernährungsprobleme.

Trotz der geschilderten Bemühungen ist die Zahl der ernährungsabhängigen Krankheiten seit Jahren unverändert hoch und es ist bisher mit den herkömmlichen Methoden der Ernährungswissenschaft und -beratung, die sich vornehmlich auf Informationen zur richtigen Nahrungszusammensetzung beschränken, nur unzureichend gelungen, breite Bevölkerungsschichten zu einer Änderung traditioneller Eßgewohnheiten zu motivieren.

Die Stiftung ist darum der Meinung, daß die Ernährung, oder besser gesagt Essen und Trinken, in einen ganzheitlichen Zusammenhang gestellt werden muß, eine interdisziplinäre Aufgabe, bei der medizinische, biologische und kommunikative Aspekte eine gleichrangige Rolle spielen.

Aufgrund der oben angesprochenen ganzheitlichen Anschauung der Ernährungsproblematik ist der Begriff der gesunden Ernährung nun sehr viel weiter und umfassender zu spannen, als es bislang mit unserem herkömmlichen linearen Wissenschaftsverständnis geschah. Das Zählen von Kilokalorien, Vitaminen oder Mineralstoffen, die reine Empfehlung von Diätplänen oder das Verbot bestimmter Lebensmittel kann allein nicht mehr genügen, denn diese Betrachtungsweise bezieht sich lediglich auf den Körper. Nach dem bereits skizzierten ganzheitlichen Ansatz stehen jedoch Bewußtsein und Kommunikation in enger Beziehung zum Körper und leisten einen wesentlichen Beitrag zu Gesundheit und dem Wohlbefinden des Menschen. Nicht nur was wir essen ist allein gesundheitsrelevant, sondern auch wie, wo, mit wem und warum wir essen. Gesunde Ernährung bedeutet somit nicht nur die wissenschaftlich erklärte Aufnahme ernährungsphysiologisch wichtiger Stoffe, sondern schließt Geschmack, Genießen, Freude, Wohlbefinden und Zeit beim Essen und Trinken in harmonischer Umgebung ein. Die Präsentation des Essens, das Befinden, Kommunikation mit Familienangehörigen, mit Freunden oder Kollegen sind zu berücksichtigen; die Zeit, die der Mensch sich nimmt, wie bewußt er ißt, wie gut er kaut und vieles andere mehr. Diese Faktoren haben erheblichen Einfluß auf den Ernährungsvorgang und tragen letztendlich dazu bei, wie das Essen in seinem Körper auf- und angenommen wird.

Schließen möchten wir diese Ausführungen zum Stellenwert einer gesunden Ernährung nach Auffassung der Stiftung mit einem Wort von Immanuel Kant, der schon vor über 200 Jahren erkannt hatte, daß Essen – Lebensfreude – Gesundheit keine Begriffe innerer Widersprüche sind, als er sagte: *„Die Form des Wohlbefindens, die am besten mit dem Menschen in Einklang zu stehen scheint, ist ein gutes Essen in guter und möglichst abwechslungsreicher Gesellschaft."*

**Umsetzung des Stiftungszweckes / Ziele, Aufgaben und Fördergrundsätze**
Ausgehend von diesen Erkenntnissen, ist es das erklärte Ziel der Dr. Rainer Wild-Stiftung, auf internationaler Ebene Projekte und Kooperationen zu fördern, um Synergien zu nutzen und grenzübergreifend für eine gesunde Ernährung zu arbeiten. Sie versteht sich als international operierende Stiftung und gewinnt ihr Profil zu einem guten Teil durch Kontakte, Gedankenaustausch und Zusammenarbeit mit vergleichbaren Institutionen und Fördereinrichtungen im In- und Ausland.

Wissenschaftliche Arbeiten und Forschungsvorhaben, Erziehungs- und Bildungsaufgaben sowie kulturelle Aktivitäten im Bereich gesunder Ernährung sollen initiiert und gefördert werden, um im Sinne der von der Stiftung vertretenen ganzheitlichen Betrachtungsweise einen positiven Beitrag zur verbesserten Lebensqualität und weiteren gesellschaftlichen Entwicklung zu leisten.

Zur Verwirklichung ihres in der Satzung niedergeschriebenen Anliegens ist die Stiftung im Rahmen dieser Aufgabenstellung in hohem Maße selbst gestalterisch tätig, sei es mit eigenen Projekten oder durch gezielte Auftragsvergaben und die sorgfältige Auswahl geeigneter Projektpartner. In erster Linie fördert sie solche Vorhaben, die sich durch ihren Modellcharakter und durch ihre multiplikatorische Wirkung auszeichnen.

Ein Blick auf die verschiedenen Fördergebiete und Schwerpunkte zeigt die Vielfalt der Stiftungsarbeit, aber auch die nicht minder vielfältige Liste ihrer Förderinstrumente und -maßnahmen:

**Forschungsaktivitäten**
Die Dr. Rainer Wild-Stiftung führt eigene Forschungsprojekte durch, vergibt Projekte zu Forschungszwecken und fördert Forschungsinstitute, die auf dem Ernährungs- und Lebensmittelsektor tätig sind. Durch die Vergabe von Stipendien an Diplomanden, Doktoranden und Postdoktoranden unterstützt sie die wissenschaftliche Arbeit und fördert den akademischen Nachwuchs. Im Bereich der naturwissenschaftlichen Forschungsaktivitäten versteht sich die Stiftung nicht zuletzt als Impulsgeber für neue Forschungsansätze, indem sie Startprojekte initiiert und bei entsprechend ausgestatteten und ausgerüsteten Forschungsstätten in Folgeprojekten fortführen läßt.

**Bildungsarbeit**
Einen Schwerpunkt nimmt wie bereits geschildert die Bildungsarbeit der Stiftung ein. Dabei wird die Stiftung allerdings nicht direkte Ernährungsberatung für breite Bevölkerungsschichten leisten. Vielmehr werden Ausbildungs- und Fortbildungsmaßnahmen für Multiplikatoren, d.h. Berufsgruppen wie Ärzte, Lehrer, Erzieher, Ökotrophologen, Diätassistenten entweder gefördert oder auch selbst initiiert, organisiert und durchgeführt, um damit speziellen Zielgruppen richtungsweisendes Theorie- und Praxiswissen zu erschließen, aber auch um neue Formen von Wissensvermittlung zu entwickeln und zu erproben.

**Kulturelle Aktivitäten**
Im Bereich der kulturellen Aktivitäten werden Themen bearbeitet, die Essen und Trinken in Beziehung zu Bewußtsein und Kommunikation setzen und unter dem Begriff „Kulturthema Essen" zusammengefaßt werden. Dieser Aspekt der Stiftungsarbeit bietet vielfältige Möglichkeiten, öffentlichkeitswirksame Projekte auf den verschiedensten Gebieten der Ernährungsforschung – angefangen bei der Kulturgeschichte des Essens über Ernährungspsychologie, Ernährungssoziologie bis hin zu Ernährungsökologie und -ökonomie – zu initiieren und durchzuführen.
Ihr besonderes Interesse an solchen interdisziplinären Forschungsprojekten beweist die Dr. Rainer Wild-Stiftung durch die begonnene Zusammenarbeit mit dem Internationalen Arbeitskreis für Kulturforschung des Essens. Naturwissenschaftliche und gesundheitsrelevante Aspekte sollen fortan die kulturwissenschaftlichen Themen des Arbeitskreises erweitern und bereichern.
Die Stiftung sieht gerade in der Bearbeitung von Themen auf dem Gebiet der Bildungsarbeit und kulturellen Aktivitäten die große Chance, in hohem Maße auf einen individuellen und gesellschaftlichen Bewußtseinswandel im Sinne

eines ganzheitlichen Systems hinzuwirken und damit zu gesteigertem Wohlbefinden und verbesserter Lebensqualität beizutragen.

**Dr. Rainer Wild-Preis**
Für besondere Leistungen auf dem so gegliederten Gebiet der gesunden Ernährung vergibt die Stiftung jährlich den mit DM 30.000,- dotierten Dr. Rainer Wild-Preis.

*Dr. Rainer Wild-Stiftung*
*Heidelberg*

# Inhaltsverzeichnis

|       | Abkürzungen | XXI |
|-------|-------------|-----|
| **1** | **Einleitung** | **1** |
| 1.1   | Naturkost kontra Fertignahrung | 1 |
| 1.2   | Wie verunsichert sind die Verbraucher? | 5 |
| **2** | **Negativimage und Verbraucherverhalten** | **9** |
| 2.1   | Fakten: Untersuchungsergebnisse zum Negativimage konventioneller Lebensmittel | 9 |
| 2.2   | Trends: Der Verbraucher als Chamäleon? | 16 |
| 2.3   | Alternativen: Reaktionen auf das Negativimage | 21 |
| **3** | **Ursachen für das Negativimage** | **25** |
| 3.1   | Marktsättigung und Marktintransparenz | 25 |
| 3.2   | Konzentration von Wirtschaft und Handel | 28 |
| 3.3   | Neue Anforderungen an die Lebensmittelqualität | 30 |
| 3.4   | Informationsfülle und selektive Wahrnehmung | 36 |
| 3.5   | Entfremdung und Distanzierung | 39 |
| 3.6   | Lebensmittelskandale | 41 |
| 3.7   | Vertrauensschwund gegenüber öffentlichen Institutionen | 44 |
| **4** | **Kennzeichen einer gesunden Ernährungsweise** | **49** |
| 4.1   | Wege zur gesunden Ernährung | 49 |
| 4.2   | Was gehört zur gesunden Ernährung? | 54 |
| 4.2.1 | Vielfalt und Genuß | 54 |
| 4.2.2 | Angepaßte Menge | 56 |
| 4.2.3 | Ausgewogene Nährstoffrelation | 57 |
| 4.2.4 | Vitamine und Mineralstoffe | 58 |

| | | |
|---|---|---|
| 4.2.5 | Viele Ballaststoffe. | 60 |
| 4.2.6 | Ausreichende Flüssigkeitsmengen | 61 |
| 4.2.7 | Sekundäre Pflanzeninhaltsstoffe. | 62 |
| 4.2.8 | Schadstoffarme Lebensmittel | 63 |
| 4.3 | Die derzeitige Ernährungssituation: Fakten und Tendenzen. | 64 |
| | | |
| **5** | **Der Beitrag industriell gefertigter Lebensmittel zur gesunden Ernährung** | **71** |
| | | |
| 5.1 | Meilensteine in der Geschichte der industriellen Lebensmittelverarbeitung | 71 |
| 5.2 | Allgemeine Ziele industrieller Lebensmittelverarbeitung | 74 |
| 5.3 | Industriell gefertigte Lebensmittel als Angebot zur gesunden Ernährung. | 78 |
| 5.3.1 | Erweitertes Angebot. | 78 |
| 5.3.2 | Lebensmittel mit gesundheitlichem Zusatznutzen | 81 |
| 5.3.3 | Bequemlichkeit bei Einkauf und Zubereitung | 86 |
| 5.3.4 | Qualitätssicherung auf industrieller Ebene. | 89 |
| 5.3.5 | Lebensmittelkennzeichnung | 93 |
| 5.4 | Zur gesundheitlichen Notwendigkeit der Lebensmittelverarbeitung | 97 |
| 5.4.1 | Verhinderung von Lebensmittelvergiftungen und -verderb. | 97 |
| 5.4.2 | Eliminierung unerwünschter, nativer Stoffe. | 103 |
| 5.4.3 | Nährstoffschonung durch Technologie. | 105 |
| | | |
| **6** | **Industriell gefertigte Lebensmittel und gesunde Ernährung: ein Widerspruch?** | **111** |
| | | |
| **7** | **Bericht zur Expertenrunde - 3. Heidelberger Ernährungsforum -** | **117** |
| | | |
| 7.1 | Vorwort | 117 |
| 7.2 | Einstimmung auf Thema und Fragestellung | 118 |
| 7.3 | Bericht über den Diskussionsverlauf. | 121 |
| 7.3.1 | Ausgeprägte Marktvielfalt versus gestiegener Informationsbedarf | 122 |
| 7.3.2 | Hohe Lebensmittelqualität versus geringe Wertschätzung von Lebensmitteln. | 123 |
| 7.3.3 | Werbeinhalte versus kommunikative Ehrlichkeit. | 123 |
| 7.3.4 | Unterschiedliche Risikoeinschätzung von Fachwelt und Verbrauchern. | 124 |

| | | |
|---|---|---|
| 7.3.5 | Gesundheitsorientierung versus Risikobereitschaft der Verbraucher. | 125 |
| 7.3.6 | Kommunikationsinteressen der Unternehmen versus Medienökonomie | 125 |
| 7.3.7 | Kein erhöhtes Informationsangebot ohne Kenntnis der Informationsbedürfnisse. | 126 |
| 7.3.8 | Verunsicherung durch Informationsmangel: ein Problem mit Praxisbezug?. | 127 |
| 7.3.9 | Angst vor Lebensmitteln: (k)ein deutsches Thema | 128 |
| 7.4 | Zusammenfassung von Ergebnissen und künftigem Forschungsbedarf. | 130 |
| 7.5 | Teilnehmer der Gesprächsrunde und deren Vorstellung | 133 |

**Literatur** . . . . . . . . . . . . . . . . . . . . . . . . . . . . . . . . . . . . . . . . . . . . . . . . . 137

**Glossar** . . . . . . . . . . . . . . . . . . . . . . . . . . . . . . . . . . . . . . . . . . . . . . . . . . 147

**Sachverzeichnis** . . . . . . . . . . . . . . . . . . . . . . . . . . . . . . . . . . . . . . . . . . 157

# Abkürzungen

| | |
|---|---|
| AGEV | Arbeitsgemeinschaft Ernährungsverhalten e. V. |
| aid | Auswertungs- und Informationsdienst für Ernährung, Landwirtschaft und Forsten e. V. |
| BLL | Bund für Lebensmittelrecht und Lebensmittelkunde e. V. |
| BMFT | Bundesministerium für Forschung und Technologie |
| BMG | Bundesministerium für Gesundheit |
| BMI | Body-Mass-Index |
| BSE | Bovine Spongioforme Enzephalopathie |
| BZGA | Bundeszentrale für gesundheitliche Aufklärung |
| CMA | Centrale Marketinggesellschaft der deutschen Agrarwirtschaft mbH |
| DGE | Deutsche Gesellschaft für Ernährung e. V. |
| DTI | Deutsches Tiefkühlinstitut e. V. |
| FAO | Food and Agriculture Organization |
| GfK | Gesellschaft für Konsum-, Markt- und Absatzforschung e. V. |
| HACCP | Hazard Analysis Critical Control Point |
| IÖS/BFE | Institut für Ernährungsökonomie und -soziologie der Bundesforschungsanstalt für Ernährung |
| LMBG | Lebensmittel- und Bedarfsgegenständegesetz, Gesetz über den Verkehr mit Lebensmitteln, Tabakerzeugnissen, kosmetischen Mitteln und sonstigen Bedarfsgegenständen |
| LMKV | Lebensmittelkennzeichnungsverordnung |
| NVS | Nationale Verzehrsstudie |
| WHO | World Health Organization |

# Einleitung

## 1.1 Naturkost kontra Fertignahrung

Die Gesundheitsqualität industriell gefertigter Lebensmittel bot und bietet vielfach Anlaß zur öffentlichen Kontroverse. Aus Sicht vieler Vertreter der Lebensmittelwissenschaften und Ernährungsindustrie haben sich die Lebensmittel in den letzten Dekaden stetig verbessert. Als Ergebnis umfangreicher Lebensmittelforschung wird betont, daß Lebensmittel noch nie so sicher waren wie heute. Auf der anderen Seite wachsen Lebensmittelangst und "Verunsicherung" der Bevölkerung gegenüber industriell gefertigten Produkten. Befürchtungen vor Gesundheitsbeeinträchtigungen durch Lebensmittel scheinen das Image der industriellen Lebensmittelproduktion negativ geprägt zu haben. Am Beginn dieses Buches steht deshalb eine erst zu prüfende Ausgangsthese: *Noch nie waren die Lebensmittel so gut, aber noch nie war ihr Image so schlecht.* Es besteht natürlich die Möglichkeit, diese These im gegenteiligen Sinne zu formulieren. Ein Blick auf die Skandalschlagzeilen in den Massenmedien läßt wohl auch eher vermuten, daß die Qualität der Lebensmittel noch nie so schlecht war wie heute. Aber die massenmediale Ernährungsinformation ist nur ein Einzelaspekt, der bei der Überprüfung des Zusammenhanges von gesundheitlicher Qualität industriell gefertigter Lebensmittel und ihrem Image berücksichtigt werden muß. Andere ausschlaggebende Fragen, die es für obige Ausgangsthese zu klären gilt, sind folgende:

- Wie werden industriell gefertigte Lebensmittel heute bewertet? Dieser Frage wird in Kapitel 2 nachgegangen.
- Welche Gründe gibt es für ein Negativimage industriell gefertigter Produkte? Dies ist die übergeordnete Frage von Kapitel 3.
- Welche Kriterien der gesunden Ernährungsweise werden zur Bewertung des industriellen Lebensmittelangebotes herangezogen? Kapitel 4 stellt die Kennzeichen einer gesunden Ernährung in den Vordergrund.
- Worin besteht nun eigentlich der Beitrag der industriellen Lebensmittelverarbeitung zur gesunden Ernährungsweise? Dies ist Inhalt von Kapitel 5.

Zwei Pole sind in der Diskussion um die Verarbeitung von Lebensmitteln präsent: Vertreter der Naturkost werden nicht müde, auf die Gefahren der industriellen Lebensmittelverarbeitung hinzuweisen, während Befürworter verarbeiteter Lebensmittel die Beiträge der industriellen Lebensmittelfertigung zur gesunden und modernen Ernährungsweise hervorheben. Die beiden Extreme, zwischen denen Befürworter und Gegner Pro- und Kontraargumente suchen, heißen "natürliche *Lebens*mittel" und "industriell gefertigte *Nahrungs*mittel". Vertreter alternativer Ernährungsformen (→ Glossar) unterscheiden häufig zwischen Lebensmitteln und Nahrungsmitteln. Den "toten", verarbeiteten Nahrungsmitteln, die ausschließlich der Beseitigung des Hungergefühls dienen, stehen die "lebenden", unverarbeiteten Lebensmittel gegenüber. Diese sollen der Erhaltung des Lebens dienen (Kollath 1992).

Das Lebensmittelrecht hingegen, das die juristische Grundlage für den Umgang mit Lebensmitteln bildet, trifft keine derartige Unterscheidung zwischen Lebens- und Nahrungsmitteln. Lebensmittel im Sinne des „Gesetzes über den Verkehr mit Lebensmitteln, Tabakerzeugnissen, kosmetischen Mitteln und sonstigen Bedarfsgegenständen" (LMBG) von 1975 sind alle Stoffe, die dazu bestimmt sind, in unverarbeitetem, zubereitetem oder verarbeitetem Zustand vom Menschen verzehrt zu werden (Zipfel u. Rathke 1989). Der Begriff Lebensmittel wird hier unabhängig vom Verarbeitungszustand der Produkte verwendet, entscheidend ist ihre Zweckbestimmung für die menschliche Ernährung. Mit der lebensmittelrechtlichen Definition sind zunächst auch keine speziellen Qualitätsanforderungen verbunden (Hahn 1992). Es gibt nur eine Ausnahme: Lebensmittel dürfen nicht gesundheitsschädigend sein. Denn § 8, Abs. 1 des LMBG verbietet es generell, einen Stoff in den Verkehr zu bringen, der geeignet ist, die Gesundheit zu schädigen. Insofern ein Stoff dazu bestimmt ist, verzehrt zu werden, beginnt seine Eigenschaft als Lebensmittel und seine gesundheitsschädigende Wirkung muß ausgeschlossen sein.

Diese Definition grenzt Lebensmittel für einen spezifischen Zweck ein, nämlich den Verzehr zur Aufrechterhaltung der Gesundheit. Dies mag für den rechtlichen Umgang mit Lebensmitteln zweckmäßig und sinnvoll sein. Menschen haben Lebensmitteln jedoch seit jeher umfangreichere und andere Dimensionen beigemessen als ausschließlich rechtliche. Sie definierten ihre Bedeutung weit über den physiologischen Zweck hinaus, indem sie ihnen z.B. religiöse Werte (Brot und Wein) oder symbolische Bedeutung (Gewürze als Zeichen von Reichtum und Macht) beimaßen. Als die industrielle Lebensmittelherstellung im europäischen Raum an Bedeutung gewann, versuchte man auch, aus dem Verarbeitungszustand auf Qualitäten von Lebensmitteln zu schließen.

Ein wichtiger Schritt auf diesem Weg war die Ernährungslehre des Arztes und Ernährungswissenschaftlers Werner Kollath. Ihr Kernpunkt war die

Auffassung, daß eine Be- und Verarbeitung von Lebensmitteln vielfach zu Produkten mit vermindertem Gesundheitswert führt, da der Gehalt an natürlicherweise enthaltenen Inhaltsstoffen während der Verarbeitung reduziert wird. In seinem 1942 erstmals erschienenen Buch „Die Ordnung unserer Nahrung" erstellte Kollath eine Rangordnung für Lebens- und Nahrungsmittel. Weitgehend naturbelassene Lebensmittel mit hoher Dichte an essentiellen Inhaltsstoffen stehen in oberen Wertstufen. Sie werden von Nahrungsmitteln unterschieden, die durch lebensmittelverarbeitende Maßnahmen eine Wertminderung erfahren haben sollen. Doch auch Kollath befand, daß nicht völlig auf lebensmittelverarbeitende Maßnahmen verzichtet werden könne, räumte aber der Naturbelassenheit von Lebensmitteln Priorität in der Qualitätsbewertung ein. Der Name Kollath steht heute für eine Ernährungsweise, die sich an der Formel orientiert: Laßt unsere Nahrung so natürlich wie möglich sein. Sein Konzept wurde beispielsweise von den Ernährungswissenschaftlern von Koerber, Männle und Leitzmann aufgegriffen und mündete in die Theorie der Vollwerternährung.

In starkem Kontrast zu dieser Forderung steht der Erfolg des breiten Angebotes an stark verarbeiteten Lebensmitteln, wie z.B. der Fertiggerichte. Hier verbuchten die Hersteller in den vergangenen Dekaden starke Umsatzzuwächse, die durch steigende Käuferzahlen und höhere Nutzungshäufigkeiten für Fertiggerichte begründbar sind. Dies betrifft v. a. die Tiefkühlfertiggerichte sowie Naß- und Trockenfertiggerichte (Hartmann 1995).

Nach Schätzungen beläuft sich der Anteil der Lebensmittel aus industrieller Fertigung auf dem heutigen Markt auf über 90% des Angebotes (Paulus 1993). Merkmale, die die industrielle Produktionsweise kennzeichnen, sind dem Historiker Karl-Peter Ellerbrock (Ellerbrock 1993) zufolge v. a.:

- ein erheblicher Kapitaleinsatz und hohe Anlagenintensität,
- eine massenhafte Produktion für einen anonymen Markt ohne Beschränkung auf lokale oder nationale Grenzen,
- die Arbeitsteilung und ein hoher Spezialisierungsgrad,
- ein hoher Mechanisierungsgrad des Produktionsablaufes,
- das Streben nach weitestmöglicher Rationalisierung des Fertigungsverfahrens und Kapazitätsausnutzung,
- ausgefeilte betriebswirtschaftliche Organisationsstrukturen (Rechnungswesen, Revision, Controlling), und die
- vom Handwerk abzugrenzende industrielle Arbeitsteilung mit ihren sozialen Folgen.

Verknüpft man diese Merkmale der industriellen Produktionsweise mit der lebensmittelrechtlichen Forderung, nur gesunde Lebensmittel in den Verkehr zu bringen, muß die Herstellung gesunder Lebensmittel als Produktionsziel der Ernährungsindustrie angesehen werden. Zusammenfassend wird "industrielle Fertigung von Lebensmitteln" im folgenden als Vorgang betrachtet, der

- die Erzeugung, Lagerung, Verarbeitung durch lebensmitteltechnologische Verfahren sowie den Transport und die Verteilung von Lebensmitteln beinhaltet;
- von der Lebensmittelindustrie durchgeführt wird, deren Produktionsziel die Herstellung von Lebensmitteln im Sinne des LMBG ist;
- zusätzlich vom Lebensmittelhandel maßgeblich beeinflußt wird, dessen Dienstleistungsziel die Distribution und der Verkauf von Lebensmitteln im Sinne des LMBG ist.

Doch offenbar rufen gerade industriell gefertigte Lebensmittel bei einigen Verbrauchern Unbehagen hervor. Seitdem das Lebensmittelangebot mit Hilfe der industriellen Verarbeitungstechnik unabhängig von den Jahreszeiten und den Anbau- bzw. Produktionsorten zur Verfügung steht, stiegen auch die Bedenken von Verbrauchern gegenüber der Lebensmittelqualität.
Die öffentliche Diskussion über "Food-Design" und "Chemie im Kochtopf" erfolgt unter reger Anteilnahme der Medien. Dies geschieht häufig emotional, da Essen nun einmal für die meisten Menschen vornehmlich eine Angelegenheit der fünf Sinne und weniger eine Sache der naturwissenschaftlich objektiven Argumente darstellt. Auch beim Blick in die "Eßecke" des Buchhandels fallen zahlreiche Titel (z. B. „Iß und Stirb", „Willst Du gesund sein – vergiß den Kochtopf", „Chemie in Lebensmitteln") zum Problemfeld der Lebensmittelproduktion und -qualität auf. Möglicherweise wurden diese Bücher so erfolgreich, weil es aus der Sicht der Leser tatsächlich Gründe für die Negativbeurteilung der industriellen Lebensmittelproduktion gibt.
Die öffentliche Diskussion über den vermeintlichen Gegensatz zwischen industriell gefertigten Lebensmitteln und einer gesunden Ernährungsweise zeigt aber auch folgendes: Längst nicht alle Verbraucher sprechen stark verarbeiteten Lebensmitteln eine hohe Qualität ab. Längst nicht alle sind bereit, durch ein überlegtes Ernährungsverhalten auch zur eigenen Gesundheit beizutragen. Die Bewertung von "Lebensmittelqualität" und "gesunder Ernährung" ist uneinheitlich und bei weitem nicht leicht verständlich. Nur ein Teil der Verbraucherschaft scheint verunsichert zu sein und wiederum nur ein Teil derer scheint seine "Verunsicherung" auch in praktisches Handeln umzusetzen.
Gründe genug also, den so viel diskutierten Zusammenhang von industrieller Lebensmittelfertigung und gesunder Ernährung zu hinterfragen und den Versuch zu unternehmen, einen sachbezogenen Beitrag zur aktuellen Diskussion zu leisten. Eine Diskussion, die bislang oft von der ideologischen Einstellung der jeweils argumentierenden Gruppe abhängig gewesen ist und in der die

sachlich-differenzierenden Stimmen von der Bevölkerung offensichtlich weniger wahrgenommen wurden als die pauschalen Urteile und Verurteilungen.

## 1.2
## Wie verunsichert sind die Verbraucher?

Es wäre begrüßenswert, die Frage „Wie verunsichert sind die Verbraucher?" präzise beantworten zu können. Allein der Versuch scheitert an den verschiedenen Begriffsauffassungen von "Verunsicherung". Häufig wird Verbraucherverunsicherung als Argument benutzt, um Forderungen nach mehr Aufklärung im Ernährungsbereich zu unterstützen. Dies geschieht meist ohne eine definitorische Klärung des Begriffes und ohne das Wissen, worüber Verbraucher heute nun eigentlich verunsichert sind.

Will man klären, was Verunsicherung ist, so sind verschiedene Ansätze vorstellbar. Erstens ist es möglich, die Verunsicherung der Verbraucher als Ausdruck mangelnden Wissens oder auch als Resultat einer ablehnenden Einstellung gegenüber der Lebensmittelverarbeitung zu interpretieren. Dies geschieht in der Regel beim Austausch naturwissenschaftlicher Expertenkenntnisse. Mit diesem Verständnis von Verunsicherung war oftmals die Forderung nach einer besseren, ausgeweiteten Verbraucheraufklärung verbunden (Hövel 1983). Dabei ist es aus Sicht der Verbraucherforschung noch keineswegs eindeutig geklärt, ob ein größeres Informationsangebot auch wirklich weniger Verunsicherung für den einzelnen Verbraucher bewirken kann. Entscheidend und v. a. verbesserungswürdig scheint weniger die Quantität der Information als die Qualität des heutigen Informationsangebotes zu sein. Zu kurz greift die obige Interpretation von Verunsicherung auch deshalb, weil aus einer besseren Information von Verbrauchern nicht gleichzeitig ein Meinungsumschwung hervorgeht. Gerade Menschen, die an gesunder Ernährung interessiert und dadurch gut informiert sind, stehen den Herstellungsverfahren der industriellen Massenproduktion häufig kritisch gegenüber (vgl. Abschn. 2.1).

So sehr dieser erste Ansatz vom Bild des unmündigen Konsumenten geprägt ist, so vehement folgt der zweite denkbare Ansatz dem Leitbild vom mündigen, rational entscheidenden Konsumenten. Rosenberger versteht "Konsumkompetenz" der Verbraucher als unerläßliche Handlungsdisposition für den richtigen Umgang mit Konsumerlebnissen. „Zu ihr gehört die Fähigkeit, sich gegenüber den Anbietern – je nach Situation – energisch zu behaupten oder auch kooperativ zu verhalten, gegenüber der Warenwelt eine innerlich freie und souveräne Haltung zu bewahren sowie mit anderen Verbrauchern solidarisch zu handeln. Schließlich müßte zu ihr die Bereitschaft und Fähigkeit gerechnet werden, Verantwortung für die externen Kosten der eigenen Konsumentscheidung zu übernehmen und interne, langfristige Folgen für sich selbst und für den eigenen Haushalt nüchtern zu bedenken" (Rosenberger 1992). Verbraucherverunsicherung könnte dann als Fehlen von Konsumkompetenz gelten.

Gerade bei der alltäglichen Lebensmittelauswahl ist die mangelnde Entscheidungsrationalität durch viele Argumente begründbar. Die meisten Lebensmitteleinkäufe sind Gewohnheitskäufe in alltäglichen Sequenzen (Strecker et al. 1990), die nicht bei jedem Einkaufsvorgang in ihrer Sinnhaftigkeit erneut hinterfragt werden. Dem nüchternen Überdenken von kurzfristigen Wirkungen und langfristigen Folgen des Erwerbs von Lebensmitteln stehen außerdem vielfältige Informationslücken der Produkte entgegen, so daß die Lebensmittelauswahl fast immer aus einer unvollständigen Informationslage heraus getroffen werden muß. Dies erschwert oder verhindert z.B. eine Verantwortungsübernahme der Verbraucher für die externen Kosten ihrer Konsumentscheidungen. Die Auffassung vom konsumkompetenten Verbraucher hat als sich etablierendes Leitbild seine Berechtigung, versagt aber als Ausgangsbasis zur Definition von Verunsicherung. Verunsichert im Sinne einer fehlenden vollständigen Konsumkompetenz wäre vermutlich ein Großteil der Verbraucher, so daß diese Definition zur Abgrenzung verunsicherter und nicht verunsicherter Teile der Verbraucherschaft ungeeignet ist.

Einer dritten Auffassung von Verunsicherung liegt die subjektive Wahrnehmung des Lebensmittelangebotes durch die Verbraucher zugrunde. Diese kann empirisch durch mündliche und schriftliche Befragungen ermittelt werden. Sie haben jedoch den Nachteil, daß sie immer nur die *aktuelle* Befindlichkeit des Befragten zum Gegenstand der Untersuchung wiedergeben können. Befragungen sind Schnappschüsse, aus denen die Marktforscher unter Kenntnis der methodischen Unzulänglichkeiten Aussagen über die Einstellungen von Verbrauchern treffen können. Im folgenden wird dieser Ansatz verfolgt. Die ersten beiden Möglichkeiten präsentieren zwei gegensätzliche Konsumentenleitbilder, die mit Hilfe der empirischen Forschung kaum nachzuvollziehen sind. Da die Einstellungsmessung hingegen wertvolle Ergebnisse über die subjektive Wahrnehmung des Lebensmittelangebotes in der Bevölkerung liefern kann, kann sie auch ein möglicherweise vorhandenes Negativimage von Lebensmitteln aufdecken. Verbraucherverunsicherung besitzt so einen empirischen Bezugspunkt: *Negativimages* industriell gefertigter Lebensmittel können *als Anzeichen einer in Teilen der Bevölkerung existenten Verunsicherung* interpretiert werden. Dieser Weg hat den Vorteil, daß er individuelle Bewertungsmaßstäbe des Verbrauchers miteinbezieht, die gleichzeitig auch ausschlaggebend für das künftige Kaufverhalten sein können. Es muß jedoch berücksichtigt werden, daß der hier postulierte Zusammenhang zwischen Negativimage und Verunsicherung bisher noch nicht wissenschaftlich nachgewiesen ist und deshalb zukünftig noch der repräsentativen Überprüfung bedarf.

Leider wurden bis zum heutigen Tage nur sehr wenig zuverlässige Befragungen zur Verunsicherung der Verbraucher gegenüber dem Gesundheitswert von Lebensmitteln durchgeführt. Das bisher zur Verfügung stehende Datenmaterial richtet sich auf begrenzte Fragestellungen, wie beispielsweise die Reaktion der Bevölkerung auf einzelne Lebensmittelskandale oder auch die Angst vor einer „schleichenden Vergiftung" durch Lebensmittel. Derartige Einzelfragen sind jedoch sicherlich nur Teildimensionen des gesamten Phänomens „Verunsicherung". Man muß bedenken, daß es Skandale im Lebensmittelbereich seit jeher gegeben hat und auch der Begriff der schleichenden Vergiftung sich bereits in den 20er Jahren dieses Jahrhunderts etabliert hat. Außerdem können auch Entwicklungen des Marktangebotes zur Verunsicherung der Verbraucher geführt haben. Was die Marktforschung bisher zum Negativimage von Lebensmitteln an Daten zusammengetragen hat, geht aus dem nächsten Kapitel hervor.

# Negativimage und Verbraucherverhalten

## 2.1 Fakten: Untersuchungsergebnisse zum Negativimage konventioneller Lebensmittel

Repräsentative Untersuchungen zeigen, daß in der Bevölkerung Befürchtungen vor Gesundheitsgefährdungen durch Nahrungsmittel bestehen. Die Befragungsdaten zeigen auch, daß solche Ängste im Vergleich zu vorangegangenen Jahren sogar angestiegen sind. Dennoch ist das Negativimage der industriell gefertigten Lebensmittel kein neues Problem, wie Untersuchungsergebnisse aus dem Jahr 1985 verdeutlichen. 352 repräsentativ nach Geschlecht, Altersverteilung, Bildungsstand und Berufsausbildung ausgesuchte Personen gaben damals per Fragebogen ihre Meinung zu vorgegebenen Aussagen ab.

Der Aussage „Industriell hergestellte Lebensmittel sind von hoher Qualität" stimmte zum damaligen Zeitpunkt nur ein Drittel der Befragten zu. Ein weiteres Drittel antwortete neutral und die übrigen Befragten lehnten die Aussage ab. Eine anderes Statement lautete: „Die Ernährungsindustrie gibt sich viel Mühe, um uns Verbrauchern ein attraktives Angebot zu erschwinglichen Preisen zu präsentieren. Für gute Qualität gebe ich auch einmal gerne etwas mehr aus." Dieser Aussage konnten 53,8 % der Befragten zustimmen. Die Aussage „Ich finde, die deutsche Ernährungsindustrie ist eigentlich nur auf Profit aus. Obwohl sich die Qualität im Grunde nicht ändert, werden die Produkte immer teurer" befürworten 34,2 % der Teilnehmer. Andere Statements sollten mit Noten von 1 bis 5 bewertet werden (Tabelle 2.1).

Tabelle 2.1 Befragungsergebnisse zur Aussage „Die Ernährungsindustrie bemüht sich um gesunde Lebensmittel." (Nach Weindlmaier 1985 a )

| Bewertung | Anzahl der Befragten |
|---|---|
| Note 1 (stimme zu) | 25,1 % |
| Note 2 | 31,1 % |
| Note 3 | 24,0 % |
| Note 4 | 17,7 % |
| Note 5 (stimme nicht zu) | 6,0 % |

**Tabelle 2.2** Befragungsergebnisse zur Aussage „Durch die modernen Produktionsverfahren haben sich die Lebensmittel verschlechtert. (Nach Weindlmaier 1985a)

| Bewertung | Anzahl der Befragten |
|---|---|
| Note 1 (stimme zu) | 12,8 % |
| Note 2 | 14,5 % |
| Note 3 | 17,7 % |
| Note 4 | 23,1 % |
| Note 5 (stimme nicht zu) | 31,9 % |

Mehr als die Hälfte der Befragungsteilnehmer befand, daß die Ernährungsindustrie sich um gesunde Lebensmittel bemüht (Note 1 und Note 2). Jedoch lehnte fast ein Viertel der Personen die Aussage ab (Note 4 und 5). Ein Teil der Befragten führte in dieser Untersuchung eine schlechtere Lebensmittelqualität auf neue Produktionsverfahren zurück (Tabelle 2.2).

Daß die schlechtere Lebensmittelqualität den modernen Produktionsverfahren zuzuschreiben ist (Noten 1 und 2), glaubte mehr als ein Viertel der Befragten. 54 % der Befragungsteilnehmer lehnten diese Aussage hingegen ab (Noten 4 und 5).

Weiterhin sollten die Vor- und Nachteile industriell vorgefertigter Lebensmittel aus Sicht der Teilnehmer genannt werden (Tabelle 2.3).

Die beiden größten Vorteile liegen in der schnellen bzw. einfachen Zubereitung (66 % der Antworten) sowie in der langen Haltbarkeit der Produkte (36 % der Antworten). Wesentliche Nachteile der industriell vorgefertigten Produkte

**Tabelle 2.3** Vor- und Nachteile industriell vorgefertigter Lebensmittel. (Nach Weindlmaier 1985a)

| Vorteile | Anzahl der Befragten | Nachteile | Anzahl der Befragten |
|---|---|---|---|
| Schnelle und einfache Zubereitung | 65,9 % | Individuelle Zubereitung nicht möglich | 10,2 % |
| Lange Haltbarkeit | 36,4 % | Ist Gästen nicht anzubieten | 5,1 % |
| Als Notlösung | 28,1 % | Zu teuer | 9,4 % |
| Ideal bei unerwarteten Gästen | 23,0 % | Schlechter Geschmack | 12,5 % |
| Günstiger Preis | 21,9 % | Schlechte Qualität | 5,7 % |
| Guter Geschmack | 13,1 % | Keine Beurteilung der Ware möglich | 8,0 % |
| Gute Qualität | 8,5 % | Sonstiges | 11,1 % |
| Sonstiges | 10,2 % | | |

sind offenbar ihr schlechter Geschmack (12% der Antworten) und mangelnde Möglichkeiten der individuellen Zubereitung (10% der Antworten).

Ergebnisse dieser 1985 durchgeführten Studie wurden bisher kaum aktualisiert. Spätere Untersuchungen griffen nur einzelne Statements wieder auf oder bezogen sich nicht direkt auf die Ernährungsindustrie bzw. industriell vorgefertigte Lebensmittel.

Im Rahmen der Marktforschungstätigkeit der GFM-Panelforschung wurde im Februar 1990 in 5000 repräsentativ ausgewählten Haushalten eine schriftliche Umfrage durchgeführt (GFM-Panelforschung 1990). Ziel dieser Studie war es, die *subjektive Meinung* der Befragungsteilnehmer hinsichtlich der Einschätzung bestimmter Gesundheitsrisiken zu beschreiben. Da solche Untersuchungsergebnisse in starkem Maße von den vorgegebenen Anworten abhängig sind, wurde zunächst in einem Pretest und mit offener Fragestellung bestimmt, welche zehn Befürchtungen für die Teilnehmer überhaupt relevant sind. In der anschließenden Repräsentativuntersuchung wurde den Befragungspersonen dann eine Liste mit diesen zehn Antwortmöglichkeiten vorgelegt und eine persönliche Einschätzung der einzelnen Risiken erbeten. Befürchtungen vor Gesundheitsgefährdungen durch Lebensmittel nehmen demnach hinter Problemen wie Radioaktivität, Luft oder Klima eine Mittelposition ein. Die Fragestellung „Von welchen Dingen befürchten Sie persönlich Gesundheitsgefährdungen?" führte zu den in Tabelle 2.4 dargestellten Ergebnissen.

Diese Untersuchung spiegelt deutlich die Befürchtung der Bevölkerung vor Gesundheitsbeeinträchtigungen durch Nahrungsmittel und Getränke wider. Sie ist besonders aussagekräftig, da auch nach anderen Gefährdungsquellen gefragt wurde und die einzelne Gefahr also nicht isoliert betrachtet wurde.

Tabelle 2.4 Befürchtungen vor Gesundheitsgefährdungen.
(Nach GFM-Panelforschung 1990)

| Gesundheitsgefährdung | Zustimmende Antworten [%] |
|---|---|
| Radioaktivität | 69 |
| Luft | 68 |
| Verkehr | 49 |
| Zigaretten | 43 |
| Wasser | 40 |
| *Nahrungsmittel / Getränke* | 37 |
| Lärm | 29 |
| Klima | 29 |
| Streß im Beruf | 15 |
| Arzneimittel | 14 |
| Trifft alles für mich nicht zu | 4 |

Dieses geschieht jedoch bei anderen häufig zitierten Untersuchungen, deren Spitzenwerte Ängste widerspiegeln, die in einem anderen Umfeld ganz anders beurteilt worden wären.

Interessant ist auch ein Blick auf die zeitliche Veränderung solcher Befürchtungen. Die Centrale Marketingesellschaft der deutschen Agrarwirtschaft mbH (CMA) und verschiedene Marktforschungsinstitute befragten in regelmäßigen Zeitabständen die Bevölkerung der alten Bundesländer über ihre Befürchtungen vor Gesundheitsbeeinträchtigungen: Im Jahre 1971 befürchteten 20% der Befragten Gesundheitsgefährdungen durch Lebensmittel. Im Jahre 1979 war dieser Anteil auf 27% gestiegen, 1985 befürchteten 44% der Befragten Gesundheitsbeeinträchtigungen durch Lebensmittel und 1990 waren es schließlich 58% der Befragten (CMA 1993).

Doch es gibt noch markantere Anzeichen für die Verunsicherung der Bevölkerung. Circa ein Drittel der mehr als 300 Befragten einer im Jahr 1995 durchgeführten Untersuchung der Universität Kiel glaubte, daß es durch unsere Lebensmittel einer „schleichenden Vergiftung" ausgesetzt ist. Im Vergleich zu früheren Untersuchungen an dieser Universität aus den Jahren 1980 und 1985 hat sich diese Vorstellung allerdings etwas verringert (Alvensleben und Mahlau 1995).

Während das Image der Landwirtschaft Gegenstand zahlreicher Untersuchungen war, liegen zum Image der Ernährungsindustrie bzw. konventioneller Herstellungs- und Verarbeitungsmethoden von Lebensmitteln bisher nur wenige Untersuchungen vor. Eine davon ist die Untersuchung der CMA, welche ergab, daß das Image der Industrie im Vergleich zur Landwirtschaft von Verbrauchern deutlich schlechter beurteilt wird (Tabelle 2.5). Die Befragung wurde im Herbst 1991 durchgeführt und stützt sich auf die Antworten von 2000 Befragten.

Die derzeit aktuellsten Einzelfragestellungen zur subjektiv wahrgenommenen Verunsicherung der Verbraucher wurden innerhalb einer Kooperationsarbeit der Arbeitsgemeinschaft Ernährungsverhalten e.V. (AGEV), dem Institut für

Tabelle 2.5 Das Image der deutschen Landwirtschaft und Industrie im Vergleich. (Nach CMA 1992)

| Mögliche Antworten | Landwirtschaft | Industrie |
|---|---|---|
| Handelt verantwortungsbewußt | 45% | 26% |
| Einbeziehung von Umwelt- u. Naturaspekten in Produktionsüberlegungen | 48% | 34% |
| Wichtiger Wohlstandsbeitrag | 58% | 56% |
| Verdient Vertrauen | 52% | 38% |
| Verursacht auch für mich Nachteile | 34% | 47% |
| Brauchen wir zum Leben | 70% | 63% |

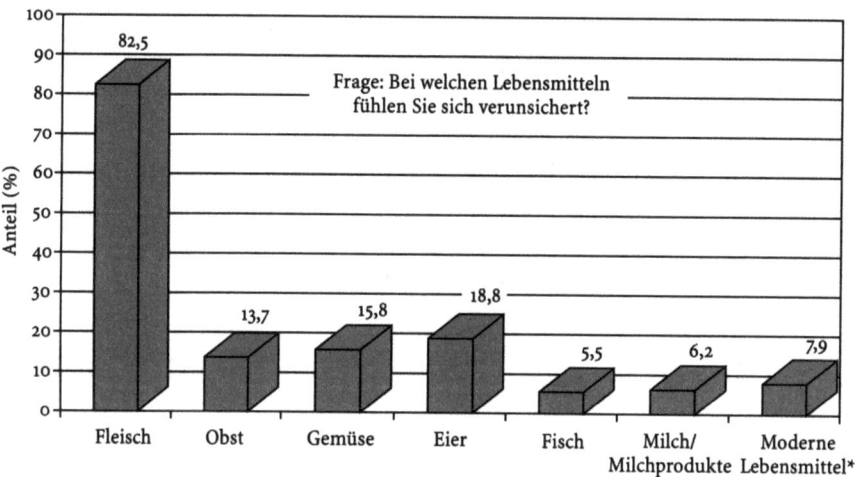

**Abb. 2.1** Verunsicherung gegenüber dem Gesundheitswert von Lebensmitteln. (Nach GFM-GETAS 1997)

Ernährungsökonomie und -soziologie der Bundesanstalt für Ernährung (IÖS/BFE) und der Dr. Rainer Wild-Stiftung in eine Mehrthemenbefragung des Marktforschungsinstitutes GFM-GETAS eingeleitet. In einer repräsentativen Stichprobe wurden im September und Oktober 1996 mehr als 2000 deutschsprachige Personen der alten und neuen Bundesländer im Alter ab 14 Jahren befragt. Die Frage, ob es Lebensmittel gibt, bei denen sich die Befragten bzgl. des Gesundheitswertes verunsichert fühlen, beantworteten ca. 64 % mit „ja" und 36 % mit „nein". Unter den Verunsicherten befanden sich überdurchschnittlich viele Frauen und nur wenige Jugendliche und Personen im Alter über 60 Jahren. Der Anteil bejahender Antworten stieg mit höherem Einkommen der Befragten. Die Abb. 2.1 zeigt die unterschiedlichen „Verunsicherungspotentiale" einzelner Lebensmittel. Die Fragestellung war offen formuliert worden.

Fleisch löste zum Befragungszeitpunkt am meisten Verunsicherung aus. 52 % der Befragten, die sich beim Fleisch verunsichert fühlten, nannten konkret das Rindfleisch. Dies spiegelt sicherlich die öffentliche Diskussion um die BSE-Erkrankung (Bovine Spongioforme Enzephalopathie) wider, die in den Zeitraum der Befragung fiel. Aber auch andere Gründe sind von den verunsicherten Befragungspersonen angegeben worden. Die Abb. 2.2 zeigt, welche Gründe es beispielsweise aus Sicht der Verbraucher gibt, sich bei Milch und Milchprodukten verunsichert zu fühlen. Antwortmöglichkeiten waren auch hier nicht vorgegeben.

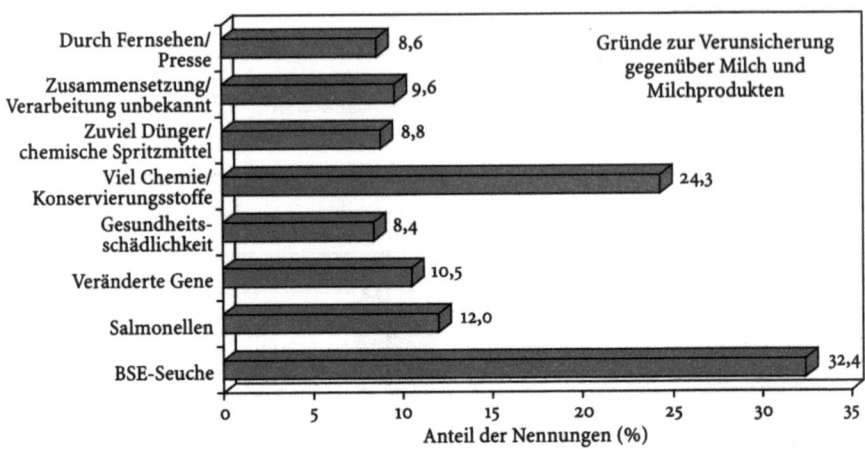

Abb. 2.2 Gründe für die Verunsicherung bei Milch und Milchprodukten (spontane Nennungen). (Nach GFM-GETAS 1997)

Nach dieser Untersuchung steht fest, daß tierische Produkte wie Fleisch und Eier größere Verunsicherung hervorrufen als pflanzliche Lebensmittel wie Obst und Gemüse. Andere Studien stützen diesen Befund: Die Angst vor Gesundheitsschädigungen durch den Tieren möglicherweise verabreichte Hormone und Antibiotika sowie noch vorhandene Rückstände (→ Glossar) aufgrund mangelhafter Produktionsweisen spielen hier die entscheidende Rolle. Bei pflanzlichen Produkten steht ebenfalls die Angst vor Gesundheitsbeeinträchtigungen durch Rückstände aus landwirtschaftlicher Produktion im Vordergrund. Dabei werden Treibhausgemüse und Erzeugnisse aus dem Ausland (z.B. Niederlande) besonders häufig genannt. Mißtrauen, das sich gegen verarbeitete Lebensmittel richtet, basiert dagegen häufig auf Ängsten vor Zusatzstoffen, vorrangig Konservierungs- und Farbstoffen. Ausländischen Waren wird aufgrund unbekannter Herstellungsverfahren, möglicher unzureichender Produktionskontrollen und aufgrund des Einsatzes von Zusatzstoffen mißtraut (Halk 1992).

Insgesamt geben diese Ergebnisse deutliche Anhaltspunkte für das in der Bevölkerung vorhandene Negativimage der industriell gefertigten Lebensmittel. Sie sind wertvolle Signale für ein *partiell* vorhandenes Mißtrauen in Teilen der Bevölkerung. Zu berücksichtigen ist aber, daß nicht alle der oben angeführten Untersuchungen repräsentativ für den gesamten bundesdeutschen Raum und aufgrund der unterschiedlichen Forschungsmethoden schwer miteinander zu vergleichen sind. Anzeichen der ernährungsbezogenen Verunsicherung sind somit vorhanden, können aber nicht verallgemeinert werden.

Da die Fragestellung in den Studien sehr allgemein gehalten war, lassen sich aus diesen vorhandenen Daten nur schwer Maßnahmen gegen die Angst vor Lebensmitteln ableiten. Die industrielle Produktionsweise hat zweifelsohne tiefgreifende Veränderungen der Lebens- und Lebensmittelqualität mit sich gebracht. Pauschale, auf Bedenken und Sorgen gegenüber Lebensmitteln abzielende Fragen, werden auch weniger gesundheits- und ökologieinteressierte Verbraucher nicht verneinen können. Für die Bewertung solcher Ergebnisse ist auch noch ein weiterer Aspekt unbedingt zu berücksichtigen. Trotz der bestehenden Verunsicherung gegenüber industriell verarbeiteter Produkte sprechen die Verkaufsdaten gerade der industriell vorgefertigten Lebensmittel (Convenience-Produkte) eine völlig andere Sprache. Auch künftig ist nicht damit zu rechnen, daß die Verbraucher wenig verarbeitete oder unverarbeitete Lebensmittel stärker präferieren als verarbeitete. Wahrscheinlich ist eher das Gegenteil der Fall, denn immer mehr Haushalte greifen auf vorgefertigte Lebensmittel bzw. Fertiggerichte zurück. Auch Fast Food und der Außer-Haus-Verzehr werden weiterhin als Wachstumsbranchen angesehen (Pawlik 1993). Ist der Großteil der Verbraucher also doch nicht so unzufrieden mit dem Angebot der Lebensmittelindustrie oder konsumiert er einfach unkritisch? Sind die Preise für die Alternativen (z.B. Lebensmittel aus dem Bioladen) zu hoch oder ist der Aufwand für die Informationsbeschaffung zu groß? Auf jeden Fall schlägt sich das negative Image der industriellen Massenproduktion nur abgeschwächt im alltäglichen Kaufverhalten der Verbraucher nieder. Ein weiteres Beispiel für die Unterschiedlichkeit von Denken und Handeln ist die seit Jahren sichtbare Diskrepanz von Ernährungswissen und Ernährungsverhalten der Bevölkerung, ebenso die Sorge um die Umwelt einerseits und andererseits der sorglose Umgang mit ihr. Auch die „Angst vor der schleichenden Vergiftung" steht häufig im Gegensatz zu einem sorglos-unkritischen Ernährungsverhalten.
Dieser Widersprüchlichkeit des Verbraucherverhaltens widmen sich v. a. Studien über Konsumtrends. Abschnitt 2.2 wird zeigen, daß das heutige Konsum- und Ernährungsverhalten vielfach als ambivalent, vagabundierend und multioptional zu charakterisieren ist.

## 2.2
### Trends: Der Verbraucher als Chamäleon?

Die Gesellschaft für Konsum-, Markt- und Absatzforschung e.V. (GfK) versucht, den Verbrauchern mit Hilfe von Marktforschungsdaten auf die Spur zu kommen, aktuelle Konsumtrends zu erfassen und somit mehr Planungssicherheit für die Zukunftsentscheidungen von Wirtschaft und Handel, aber auch der Verbraucherberatung zu schaffen. Die Marktforschung des letzten Jahrzehnts zeichnet ein Bild des individualisierten, multioptionalen Konsumenten, der immer weniger ein vorgefertigtes Leben von der Stange führen will, sondern einen individuellen Mix aus verschiedenen Lebensentwürfen durchlebt. Wie ein Chamäleon wechselt er seine Identität, sein Lebensstil (→ Glossar) pendelt häufig zwischen den Extremen, z.B. dem Luxus auf der einen Seite und der Schlichtheit auf der anderen. Der Konsument versucht, die Pole synthetisch in Einklang zu bringen (GfK 1995). Dies zeigt sich gerade in wechselnden Ernährungsstilen.

Das Ernährungsverhalten dieser individualisierten, multioptionalen Konsumentenschaft wird von der GfK mit der Formel beschrieben: Morgens das Fitnessfrühstück, mittags McDonalds und abends das beste Restaurant der Stadt. Dies bedeutet, daß es für die Konsumenten möglich geworden ist, zwischen verschiedenen prototypischen Ernährungsstilen wie denen der Gesundheitsorientierung, der Convenience-Orientierung und der Feinschmeckerorientierung intuitiv bzw. situativ auszuwählen und auf diese Art mehr Individualität auszuleben.

Der Trend zu mehr Individualismus war ein wichtiger, allgemein sichtbarer Befund der Konsumentenforschung vergangener Jahrzehnte. Eine weitere, sehr rege diskutierte These geht deshalb davon aus, daß sich Konsumenten nur noch schlecht oder überhaupt nicht mehr in die klassischen Muster der Konsumwelt einordnen lassen. Klassische Konsummodelle orientieren sich zumeist an soziodemographischen Merkmalen (z. B. Alter, Geschlecht, Bildungsgrad, Einkommen). Deren Erklärungswert für ein spezifisches Konsumverhalten schwindet heutzutage.

Aus Sicht der Konsumentenforschung umschreibt Rosenberger (Rosenberger 1992) die heutige Situation so: „Es schert uns keinen Deut mehr, welcher Alters- oder welcher Berufskategorie wir angehören. Wir sind so frei und benehmen uns unüblich. Respektlos und inkonsequent hüpfen wir von einem Verhalten ins andere." Der "multidimensionale Konsument" handelt lieber nach dem "Sowohl-als-auch" als nach dem "Entweder-Oder-Schema". Da der neue Konsument Trends liebt, die seinem Lebensstil entsprechen, wird auch das Marktangebot stark auf die in der Bevölkerung vorhandenen Lebensstile ausgerichtet. Dem Trend der Individualisierung folgend, beschäftigen sich

Handel und Dienstleistungen zunehmend mit ich-bezogenen Individuen und weniger mit Massen (Heiner 1991).

Aus der zunehmenden Heterogenität im Konsumverhalten werden natürlich auch Konsequenzen für den künftigen Markt abgeleitet. Die Produkte müssen den hohen Anforderungen der Konsumenten angepaßt sein. Andere Produkte werden zu sog. "low-interest-Produkten". Diese Polarisierung im Angebot gewöhnlicher Gebrauchsgüter spiegelt auch die unterschiedliche Lebensstilorientierung von Verbrauchern wider (Gierl 1989).

Einen Erklärungsbeitrag für die Lebensstilorientierung der Verbraucher bzw. die Motivdominanz gesellschaftlicher Vorgänge bietet die sog. Maslow-Bedürfnispyramide. Sie verdeutlicht, daß sich die Bedürfnisse, an denen wir den Wert eines Gutes bei seinem wachsenden Vorhandensein messen, verändern. Danach stellt die Erfüllung physiologischer Bedürfnisse die Basis der Pyramide dar. Darauf folgen in den nachfolgenden Stufen die Sicherheitsbedürfnisse, die sozialen Bedürfnisse, die Wertschätzungsbedürfnisse und zuletzt die Selbstverwirklichungsbedürfnisse (Maslow 1970). Sind beispielsweise in einer Versorgungssituation die physiologischen Bedürfnisse längerfristig erfüllt, werden Motive der Sicherheit die künftigen Auswahlentscheidungen dominieren. Sind auch diese abgesichert, gewinnen soziale Bedürfnisse für Konsumentscheidungen an Dominanz usw. An der Spitze der Maslow-Bedürfnispyramide stehen die Selbstverwirklichungsbedürfnisse, die gegenwärtig sicherlich ein wesentliches Konsummotiv bilden.

Welche Anpassungsreaktionen rufen nun die geänderten Motive im Ernährungsverhalten hervor? Die Schlagworte von der "neuen Bescheidenheit", vom "vagabundierenden Konsumenten", von "Wellness" und postmateriellen Werten wie Selbstverwirklichung und ökologisches Krisenbewußtsein zeichnen ein lebendiges Bild von solchen Veränderungen, die auch im Ernährungsverhalten ihren Ausdruck finden.

Im Gleichklang mit vielen anderen Autoren sieht der Hamburger Trendforscher Matthias Horx (Horx 1993) eine Verschiebung der Parameter unserer Gesellschaft. Trends sind nach seiner Auffassung „... kulturelle Anpassungsübungen an veränderte Gegebenheiten. Mit ihnen versucht die Gesellschaft, den Spannungen, denen sie durch Modernisierungen und veränderte Bedingungen ausgesetzt ist, Gestalt zu verleihen. Trends sind die Grammatik des Neuen, das in unsere Gesellschaft einbricht und sie verändert. Und immer liegen ihnen solide soziodemographische Wandlungen zugrunde – vermischt mit und verschärft durch technologische Innovationen."

Bei der Beschreibung von Veränderungen im Ernährungsbereich spielen die beiden letztgenannten Komponenten eine wichtige Rolle. Soziodemographische Wandlungen und technologische Innovationen fungieren sozusagen als Motoren für Verhaltensveränderungen in der Ernährungsweise. Neue und differenziertere Ernährungsmuster entstehen immer dann, wenn sich die individuelle und gesellschaftliche Bewertung verschiedener Einflußfaktoren des Ernährungssystems ändert. Im Verlaufe des Industrialisierungsprozesses der Lebensmittelproduktion ergaben sich ausgeprägte Verschiebungen in der kollektiven und individuellen Bewertung dieser Faktoren. Beispielsweise kommt in einer Überflußsituation den Einstellungen, Meinungen, Normen und Werten eine stärkere Bedeutung zu als den essentiellen Bedürfnissen von Hunger und Durst. Entsprechend kommt dem Lebensmittelimage, den Fremdstoffgehalten oder sensorischen Merkmalen heute eine höhere Wertschätzung zu als in Situationen der mangelhaften Lebensmittelversorgung. Veränderte Bewertungsmaßstäbe in Ernährungsfragen können mit Hilfe des Maslow-Modells erläutert werden: Längst ist das ausreichende Angebot von Lebensmitteln zur Sicherung physiologischer Grundbedürfnisse als Steuerinstrument menschlichen Eßverhaltens unbrauchbar geworden. Das Bedürfnis, sich durch eine bestimmte Ernährungsweise darzustellen und die individuelle Wertschätzung gesellschaftlicher Tatbestände (z.B. Umweltbewußtsein) mit in die eigene Ernährung einzubringen, hat wesentlich an Bedeutung gewonnen.

Heute bestehen vielfältige Möglichkeiten, individuelle Einstellungen in den Ernährungsstil zu integrieren. Frühere Generationen, die noch streng in das durch witterungsbedingte Ernteeinbußen, lebensmittelhygienisch unhaltbare Zustände, Kriegszustände aber auch religiöse Fasten- und Feiertage bedingte Wechselspiel von Hunger und Sattheit eingebunden waren, konnten wesentlich seltener einem individuellen Ernährungsmuster folgen. Das Angebot an Lebensmitteln war viel stärker jahreszeitlich und regional bestimmt als heute. Dies ist keine besonders neue Erkenntnis. Sie zeigt jedoch etwas Wichtiges auf: Wenn wir heute über kulturelle Anpassungsübungen im Ernährungsbereich diskutieren, so führen wir diese Diskussion mit einem vollen Bauch. Es ist die Diskussion in einer hochindustrialisierten Gesellschaft, deren Rahmenbedingungen sich binnen 150 Jahren grundlegend verändert haben und in der die Suche nach einer zeitgemäßen und gesunden Ernährungsweise immer wieder von neuem beginnt.

Die Sehnsucht, zu den natürlichen Wurzeln der Ernährung zurückzufinden, ist in vielen populären Schriften mit dem Aufruf verbunden, ähnlich wie unsere Vorfahren zu essen oder zu traditionellen Methoden der Lebensmittelfertigung zurückzukehren. Wer so argumentiert, ignoriert die gesamtgesellschaftlichen Veränderungen, die sich gerade im Bereich des Essens widerspiegeln.

Es liegt auf der Hand: Wenn Erlebnisorientierung, Gesundheitsbewußtsein oder Sorglosigkeit die bestimmenden Kriterien für die Lebensmittelauswahl sind, so müssen die Entscheidungsmöglichkeiten wesentlich zahlreicher als früher sein. Hinzu kommt aber auch, daß die Konsumenten ein Angebot auf dem Lebensmittelmarkt vorfinden, das in Art und Ausmaß in der Geschichte der Ernährung einzigartig ist. Diese Situation ist u. a. die Konsequenz einer Vielzahl technologischer Fortschritte in der industriellen Lebensmittelfertigung.

Während der letzten Jahrzehnte haben neue Techniken vielfach nachhaltige Änderungen des Ernährungsverhaltens bewirkt. Auf der 50. Jahrestagung des amerikanischen Institute of Food Technologists wurden die "top ten" der bedeutendsten Innovationen auf dem Gebiet der Lebensmitteltechnologie von 1939–1989 hervorgehoben. Zu diesen gehören z.B. Mikrowellengeräte, Tiefkühlgerichte, die Ultrahocherhitzung, die Gefrierkonzentrierung von Zitrussäften, das Verpacken von frischem Obst und Gemüse in kontrollierter Atmosphäre, die Gefriertrocknung u.a. (Food Technology 1989). Als technologische Innovationen haben sie das Angebot auf dem Lebensmittelmarkt in relativ kurzer Zeit völlig revolutioniert. Der Einzug zahlreicher technischer Innovationen in die privaten Haushalte (z.B. die Ausstattung mit Kühlschränken und -truhen oder Mikrowelle) liefen damit parallel.

Die Anforderungen an das Orientierungsvermögen der Verbraucher sind dabei stark gestiegen. Wer seine persönlichen Einstellungen mit den neuen Lebensmitteln in Einklang bringen will, braucht ein breites Informationsangebot. Die Lebensstilorientierung im Ernährungsverhalten lebt sozusagen von der Information über die Eigenschaften der Lebensmittel. Daß Verbraucher dieses Informationsangebot nur ansatzweise nutzen und daß die Informationen aber auch nicht problemlos verfügbar sind, wird später noch zu beschreiben sein.

Zurückgreifend auf die Ausgangsfrage muß man sich nun fragen, was die empirischen Fakten vom Konsumentenmißtrauen und das multioptionale Ernährungsverhalten für die Interpretation des Phänomens der Verbraucherverunsicherung bedeuten?

Verbraucherverunsicherung bzw. die Befürchtungen vor Gesundheitsbeeinträchtigungen durch Lebensmittel sind überwiegend als *Sättigungsphänomen in einer Überflußsituation* zu interpretieren. Ob sich Menschen beim Lebensmittelkonsum eher von der Sorge oder der Sorglosigkeit über den Gesundheitswert der Lebensmittel leiten lassen, hängt ganz wesentlich von ihrem individuellen Lebensstil ab. Wie die GfK feststellte, kann jedoch ein und derselbe Verbraucher den Lebensstil häufig wechseln. Der moderne Mensch verhält sich unter Umständen ähnlich einem Chamäleon, was ihm die höchstmögliche Befriedigung von Konsumbedürfnissen verspricht, aber von ihm auch ständige Auswahl- und Anpassungsentscheidungen inmitten eines gesättigten Marktes erfordert. Insofern liegt die Vermutung nahe, daß auch Daten über das Negativimage von Lebensmitteln in vielen Fällen *keine*

Tabelle 2.6 Kenntnis und Praktizierung alternativer Kostformen in Prozent des Untersuchungskollektives. (Nach Hess und Flick 1991)

| Alternative Kostformen | Kenntnis | Praktizierung zum Befragungszeitpunkt | Sehr strenge Praktizierung zum Befragungszeitpunkt |
|---|---|---|---|
| Keine | 7,5 | 88,3 | 98,3 |
| Mindestens eine und zwar*: | 92,5 | 11,7 | 1,7 |
| Vegetarische Kostformen | 89,9 | 4,1 | 1,2 |
| Vollwerternährung | 77,5 | 4,4 | 0,3 |
| Vollwertige Ernährung (DGE) | 26,3 | 1,8 | 0,3 |
| Anthroposophische Ernährung | 22,7 | 0,4 | - |
| Schnitzer-Kost | 19,8 | 0,6 | 0,2 |
| Hay-Trennkost | 14,3 | 0,3 | - |
| Makrobiotische Ernährung | 12,8 | 0,2 | 0,1 |
| Andere | 1,8 | 2,0 | 0,6 |
| **Keine Angabe** | **0,1** | - | **0,1** |

*Mehrfachnennungen möglich

*grundsätzlich stabile Einstellung* der Konsumenten widerspiegeln, sondern Mißtrauen und Verunsicherung eher situationsspezifisch auftreten. Verunsicherung hat als öffentliches Diskussionsthema hauptsächlich nach Lebensmittelskandalen Konjunktur (Bergmann 1997). Veränderungen im Kaufverhalten aufgrund von Verunsicherung sind beispielsweise in der zeitlichen Abfolge nicht als stabile, langanhaltende Veränderungen sichtbar. Nur ein Teil der Verbraucher zieht nach aufgetretenen Skandalen Konsequenzen im Kaufverhalten und kauft die betroffenen Lebensmittel eine Zeit lang nicht (Hauser 1994a). Nach welcher Zeit das betroffene Lebensmittel wieder nachgefragt wird, ist ganz verschieden und hängt wahrscheinlich auch von der Bedeutung ab, die der einzelne dem jeweiligen Lebensmittel im täglichen Speiseplan beimißt. Nur wenige Lebensmittel werden aufgrund von Verunsicherung dauerhaft gemieden.

Verunsicherung ist daher weniger das Ergebnis einer konstant schlechten Beurteilung des Gesundheitswertes von Lebensmitteln, sondern vielmehr das Resultat eines zunehmend in der Bevölkerung praktizierten multioptionalen Ernährungsverhaltens.

**Tabelle 2.7** Gründe, eine alternative Kostform zu praktizieren. (Nach Hess und Flick 1991)

| Gründe* | Nennungen insgesamt in % der Anwender |
|---|---|
| Ist besser | 51,3 |
| Ist gesünder | 95,7 |
| Enthält weniger Schadstoffe | 63,5 |
| Beugt Krankheiten vor | 61,1 |
| Heilt Krankheiten, wurde vom Arzt empfohlen | 32,6 |
| Um Gewicht zu halten | 28,4 |
| Bekömmlicher / besser für die Verdauung | 15,4 |
| Kann ich mit meinem Gewissen besser vereinbaren | 51,4 |
| Aus religiösen, weltanschaulichen Gründen | 24,9 |
| Schmeckt besser | 48,8 |
| Mein Beitrag zum Umweltschutz | 35,6 |
| Fördert gerechtere Verteilung der weltweit erzeugten Nahrungsmittel | 34,3 |
| Von Freunden, Bekannten, Eltern übernommen | 20,2 |
| Sonstige | 7,8 |
| Keine Angabe | 0,9 |

*Mehrfachnennungen möglich

## 2.3 Alternativen: Reaktionen auf das Negativimage

Trends erzeugen in aller Regel auch Gegentrends. Auch dies ist ein markantes Zeichen von Wohlstandsgesellschaften, in der die individuellen Wahl- und Verhaltensmöglichkeiten für Verbraucher steigen. Parallel zu diesem Pendeln zwischen verschiedenen Konsum- oder auch Ernährungsstilen, was möglicherweise auf den Hauptteil der Verbraucher zutrifft, haben sich aber auch andere Verhaltensmöglichkeiten herauskristallisiert. Sie gilt es nun etwas näher zu beleuchten. Bei alternativen Ernährungsformen werden industriell verarbeitete Lebensmittel häufig abgelehnt. Verbraucher können ihre negative Einstellung gegenüber stark industriell gefertigten Lebensmitteln zum Ausdruck bringen, indem sie solche Ernährungsformen praktizieren. In den alternativen Ernährungsformen werden die Empfehlungen nicht ausschließlich mit ernährungsphysiologischen Argumenten begründet, sondern auch die ökologischen, sozialen oder ökonomischen Wirkungen der Ernährungsweise von Menschen mit einbezogen (Vollwerternährung). Andere Ernährungsempfehlungen sind aus primär ethischen Erwägungen heraus entstanden und sind Teil übergeordneter Lebensphilosophien (Vegetarismus, anthroposophische Ernährung).

Die Medien haben in der Vergangenheit v. a. über die vegetarische Ernährung und die verschiedenen Formen der Vollwerternährung berichtet. Über den Anteil der Bevölkerung, der alternative Ernährungsformen tatsächlich auch praktiziert, gibt es hingegen nur wenige Anhaltspunkte. Eine Ausnahme bildet eine 1989 durchgeführte repräsentative Studie. Die Auswertung der Befragung basiert auf 1002 persönlichen Befragungen mit Hilfe von standardisierten Fragebögen. Fast alle der Befragungsteilnehmer kannten mindestens eine der aufgeführten alternativen Ernährungsformen, aber nur wenige praktizierten tatsächlich eine davon (Tabelle 2.6).

Der wichtigste Grund für die Praktizierung einer alternativen Kostform ist nach den Ergebnissen der gleichen Befragung, daß die entsprechende Ernährungsweise für gesünder und bekömmlicher gehalten wird als die üblichen Kostformen. Andere damals benannte Gründe sind in Tabelle 2.7 aufgeführt.

Viele der oben angegebenen Gründe beziehen sich auf den höheren Gesundheitswert der alternativen Ernährungsformen. Die Anwender hoffen, weniger Schadstoffe zu sich zu nehmen oder erwarten präventive Wirkung im Hinblick auf ernährungsabhängige Erkrankungen.

Massiven Einfluß auf die Beurteilung der Lebensmittelqualität gewann der Reaktorunfall von Tschernobyl im Mai 1985. In einer Verbraucherbefragung, die drei Jahre später an der Technischen Universität in München-Weihenstephan mit 167 Personen durchgeführt wurde, gaben 80 % der Befragten an, ihr Einkaufsverhalten nach dem Reaktorunfall allgemein geändert zu haben. Von diesen Verbrauchern waren es wiederum 80 %, die hauptsächlich auf den Kauf von Gemüse, Milch und Milchprodukten sowie auf Pilze vorübergehend verzichtet hatten. Bei der Auswertung der Befragungsdaten wurden die Befragten in drei "Mißtrauensgruppen" eingeteilt. Sie waren charakterisiert durch (1) die Zahl der genannten Produkte, denen generell mißtraut wird, (2) die Zahl der bekannten Lebensmittelskandale und (3) die Zahl der nach Tschernobyl nicht mehr gekauften Lebensmittel.

Sehr deutlich zeigte sich, daß die Gruppe mit ausgeprägtestem Mißtrauen signifikant häufiger auf Milch und Milchprodukte, Wild, Gemüse, Pilze, Beeren, Nüsse und Mandeln sowie Lebensmittel aus dem damaligen Ostblock verzichtet hatte. Generell versuchte die Gruppe mit dem höchsten Mißtrauen, unabhängig von solchen äußeren Vorkommnissen (Katastrophen und Skandalen), weniger Zucker, hochausgemahlenes Mehl, Fleisch und kalorienreduzierte Lebensmittel zu verwenden. Im Gegensatz zu allen anderen Befragten schlossen sich die "mißtrauischen" Verbraucher wesentlich häufiger besonderen Ernährungsweisen (Vollwertkost, vegetarische Kost) an (Künzer 1987).

Nicht immer sind die Reaktionen der Verbraucher allerdings so deutlich wie im Falle Tschernobyls. Dieser bedeutete schließlich eine vorher kaum realisierte Bedrohung, deren Wahrnehmung dann zu einem ausgeprägten Kaufverzicht führte. Es gibt jedoch eine Vielzahl von Lebensmitteln, die bisher kaum von skandalösen Ereignissen betroffen waren, bei denen aber trotzdem ein ausgeprägtes Negativimage besteht. Das sind beispielsweise Fertiggerichte oder Lebensmittel mit Zusatzstoffen. Deshalb bieten kurz- und mittelfristige Reaktionen der Verbraucher auf Umweltkatastrophen oder Lebensmittelskandale keine valide Grundlage für Aussagen über eine generelle Ablehnung industriell gefertigter Lebensmittel.

Um diese Ablehnung empirisch einzufangen, ist man häufig gezwungen, indirekte Fragen einzusetzen. Eine plausible Hypothese ist, daß jemand, der der industriellen Lebensmittelfertigung mißtraut, möglicherweise mehr Informationen über alternative Möglichkeiten der gesunden Ernährung zu erhalten sucht. Das Informationsverhalten über Lebensmittel ist daher ein guter Indikator für das jeweilige Ernährungs- und Gesundheitsinteresse von Verbrauchern, aber auch das relative Mißtrauen gegenüber industriell gefertigten Lebensmitteln. Öffentliche Informationsangebote besitzen in der Sicht der Verbraucher eine hohe Vertrauenswürdigkeit. Sie zu nutzen, erfordert ein gewisses Maß an Aufwand für die Ratsuchenden und ist deshalb ein gutes Maß für die Stärke einer Informationsabsicht.

Eine starke bzw. vermehrte Nutzung der öffentlichen Informationseinrichtungen ist jedoch nicht festzustellen, daher auch keine starke Unzufriedenheit mit dem herkömmlichen Angebot. Die Mehrthemenbefragung von AGEV, IÖS/BFE, GFM-GETAS und der Dr. Rainer Wild-Stiftung ergab beispielsweise eine Nutzung der öffentlichen Ernährungsberatung von nur 15,5 % der Befragten. In Broschüren der Deutschen Gesellschaft für Ernährung (DGE) suchten zum Befragungszeitpunkt knapp 8 % Rat, in Broschüren des Auswertungs- und Informationsdienstes für Ernährung, Landwirtschaft und Forsten e.V. (aid) 0,6 % der Befragten und in solchen der Bundeszentrale für gesundheitliche Aufklärung (BZGA) etwas mehr als 4 % der Befragten (GFM-GETAS 1997). Diese Befunde lassen zwei Schlüsse zu: Negativ eingestellte Verbraucher wandeln ihre persönlich empfundene Unzufriedenheit gegenüber industriell gefertigten Lebensmitteln generell nicht in Informationsaktivitäten um, oder die Unzufriedenheit mit den Produkten ist tatsächlich nur sehr gering. Jedenfalls ist das Interesse an öffentlichen, herstellerunabhängigen Informationsangeboten für eine gesunde und zeitgemäße Ernährung nicht so ausgeprägt, wie dies nach den Forschungsergebnissen zum Negativimage der industriell gefertigten Lebensmittel zu erwarten gewesen wäre.

Zusammenfassend ist festzustellen, daß erstens nur ein Teil der Bevölkerung in Befragungssituationen ein ausgeprägtes Negativimage gegenüber industriell gefertigten Lebensmitteln zum Ausdruck bringt und daß zweitens ein noch viel kleinerer Teil dieses Negativimage in alltäglich praktiziertes Verhalten umsetzt. Das bestehende Negativimage prägt das Kauf-, Informations-, und

Ernährungsverhalten kaum. Doch die teils nicht sonderlich differenzierten Studien gebieten Vorsicht bei der Interpretation. Gerade im Hinblick auf die Zunahme gentechnischer Verarbeitungsmöglichkeiten und entsprechender Produkte am Markt sind Änderungen der Informationsaktivitäten zu erwarten, da ihnen von der Bevölkerung z.T. erhebliche Ablehnung entgegengebracht wird. Auch die BSE-Problematik wirft ein sehr schlechtes Licht auf Ablauf und Regulation industrieller Produktionsprozesse vornehmlich in Großbritannien. Hierdurch sind jedoch auch in der Bundesrepublik Deutschland langfristige Änderungen im Ernährungsverhalten (Einschränkung des Rindfleischverzehrs) zu erwarten.

# Ursachen für das Negativimage

## 3.1
## Marktsättigung und Marktintransparenz

Gesellschaftlicher Wandel führt zu einem veränderten Konsumverhalten. Auch geänderte Lebensbedingungen beeinflussen die Menschen in ihrer Einstellung gegenüber bestimmten Ernährungsweisen und Lebensmitteln. Aus volkswirtschaftlicher Sicht beschrieben Freise und Schnieders (Freise und Schnieders 1991) die veränderte Stellung der Lebensmittelindustrie in der Gesamtwirtschaft und verwiesen auf einen außerordentlich hohen Sättigungsgrad dieses Marktes bzw. sein begrenztes Nachfragevolumen. Da die Bevölkerungsentwicklung der wichtigste Faktor für die Expansion bzw. Kontraktion auf dem Nahrungsgütermarkt ist, kann das Nachfragevolumen (beispielsweise durch Produktinnovationen) nur wenig beeinflußt werden. Der nicht zu erwartende Bevölkerungszuwachs, kombiniert mit dem Bestreben, bei erhöhtem Einkommen *relativ* weniger Geld für Nahrungsgüter auszugeben, bestimmen ein begrenztes Nachfragevolumen in der deutschen Ernährungswirtschaft. Dieses eingeschränkte Nachfragevolumen schlägt sich in der Preissituation für Lebensmittel deutlich nieder.

Die Preise für Nahrungs- und Genußmittel steigen aufgrund der Überflußsituation der Wohlstandsgesellschaften insgesamt langsamer als die Preise für die Gesamtlebenshaltung. Das bedeutet, daß Ausgaben für Nahrungs- und Genußmittel mit steigendem Einkommen der Bevölkerung unterproportional ansteigen oder – anders ausgedrückt – daß sich Einkommenssteigerungen weniger auf die Nahrungsmittelausgaben auswirken. Diese Entwicklung ist in Abb. 3.1 dargestellt.

Trotz dieser unterproportionalen Preissteigerungen für Lebensmittel waren die Umsatzentwicklungen der Ernährungsindustrie insgesamt überwiegend positiv (Tabelle 3.1).

Je höher das Einkommens- und Wohlstandsniveau in einer Gesellschaft ist, desto mehr verschiebt sich die Nachfrage von lebensnotwendigen Gütern zu den Gütern des gehobenen Bedarfs (Herrmann 1994). Dies ist mit ein Grund, warum die Preise unverarbeiteter Nahrungsmittelerzeugnisse weniger stark

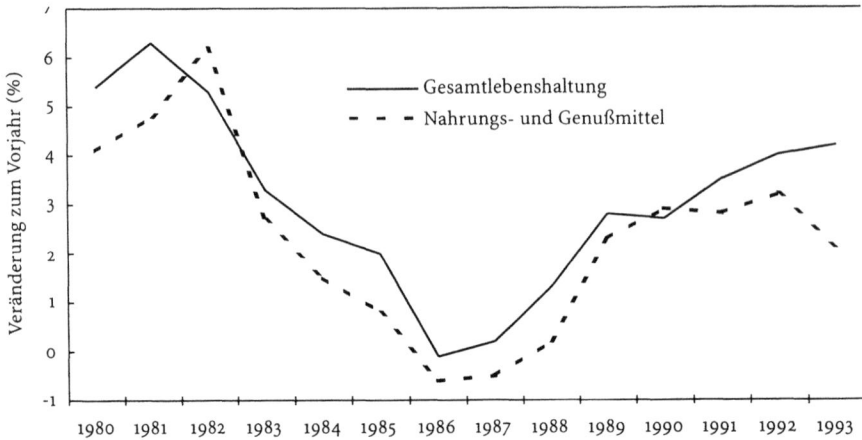

**Abb. 3.1** Prozentuale veränderung der Lebenshaltungskosten im Vergleich zum Vorjahr (alte Bundesländer). (Nach Kersten 1995)

steigen als die Preise für höher verarbeitete Produkte. Im Vergleich zum durchschnittlichen Preisanstieg für Nahrungsmittel von 1980–1990 von 1,8 % haben sich die Preise für gering verarbeitete Produkte wie beispielsweise Mehl (1,6 %), Zucker (1,4 %) oder frisches Fleisch (1,4 %) weniger stark erhöht. Der Preisanstieg für stärker *verarbeitete Produkte* wie Brot und andere Backwaren (2,8 %), Fisch und Fischwaren (2,7 %) liegt entsprechend höher (Reichhold 1994).

Diese unterschiedlichen Preisentwicklungen führen zu einem wachsenden Anteil stärker verarbeiteter Produkte im Lebensmittelangebot, da nur hier angemessene Gewinne erzielt werden können. Dies ist einer der vorantreibenden Faktoren der industriellen Lebensmittelfertigung. Daneben wird durch die Verarbeitung landwirtschaftlich erzeugter Rohmaterialien auch deren Vermarktung zunehmend von den regionalen zu den globalen Märk-

**Tabelle 3.1** Umsatzentwicklung der Ernährungsindustrie (in Klammern: reale Veränderung). (Nach Kersten 1995)

| Jahr | Umsatz in Mrd. DM | % Veränderung zum Vorjahr | |
|---|---|---|---|
| | | Ernährungsindustrie | Gesamtindustrie |
| 1988 | 156,5 | +3,7 (+2,3) | +5,8 (+3,9) |
| 1989 | 167,6 | +7,0 (+5,7) | +9,1 (+5,8) |
| 1990 | 182,7 | +9,0 (+9,8) | +7,0 (+5,6) |
| 1991 | 197,6 | +8,1 (+6,5) | +6,9 (+4,5) |
| 1992 | 218,4 | +2,0 (−0,3) | +0,3 (− 0,1) |
| 1993 | 216,1 | −1,1 (−0,4) | −6,3 (− 6,3) |

ten verlagert. Es besteht zudem verstärkt die Möglichkeit, einkommens*une*lastische (→ Glossar) landwirtschaftliche Rohprodukte in einkommenselastische verarbeitete Lebensmittel zu überführen. Letztlich ist die Verarbeitung landwirtschaftlicher Produkte aber auch durch einen bemerkenswerten Anstieg von Produktinnovationen und Qualitätsverbesserungen gekennzeichnet, die das Wachstum des industriellen Marktes unterstützt haben (Metha 1995).
Die Produktvielfalt und -diversifizierung auf dem Lebensmittelmarkt ist heute höher denn je. Verbraucherverbände befürchten dadurch eine zunehmende Verwirrung der Verbraucherschaft, insbesondere durch die Öffnung zum europäischen Lebensmittelmarkt. Die Markt- und Gütetransparenz verringert sich immer mehr (Stiftung Verbraucherinstitut 1992). Den Kunden bietet sich Intransparenz beim Warenangebot, bei der Qualität des Lebensmittels (Geschmack, Nährwert, Frische, Inhaltsstoffe, Herkunftsort, Herstellungs- und Konservierungsverfahren u.v.m.), bei der Qualität der Verpackung (Umweltverträglichkeit) sowie bei den Preisen verschiedener Händler und den erforderlichen Beschaffungskosten. Langfristig wird damit gerechnet, daß mit der Aufhebung der Handelshemmnisse in der Europäischen Union die Produktvielfalt auf dem Lebensmittelmarkt weiter zunehmen wird. Dabei nimmt der Lebensmittelhandel wesentlichen Einfluß darauf, wie weit und wie schnell die Produktdifferenzierung fortschreitet (Leonhäuser 1995). Mit der gesteigerten Sortenauswahl auf dem Lebensmittelmarkt soll den differenzierter werdenden Bedürfnissen und Anforderungen von Konsumenten entsprochen werden. Als Folge dieser Entwicklung muß mit um so kleineren Umsatzgrößen pro Sorte gerechnet werden, je weiter der Prozeß der Untergliederung voranschreitet. Das erfordert attraktive Aktionen in Marketing und Vertrieb sowie zusätzliche Produktinnovationen, die wiederum neue Informationsbedürfnisse bei den Verbrauchern wecken.
Im gesättigten Markt befriedigt die Industrie nicht nur die Nachfrage der unkritisch konsumierenden Verbraucher. Sie steht auch einer Gruppe von kritisch auswählenden Verbrauchern gegenüber und versucht diese für neue Angebote zu interessieren. Die Herausforderung gegenüber dem Leitbild des mündigen Verbrauchers liegt darin, ein kreatives Angebot für eine immer größer werdende Zahl von Zielgruppen zu schaffen. Aus dem Preis des einzelnen Lebensmittels ziehen Verbraucher jedoch unterschiedliche Schlüsse über die Lebensmittelqualität. Das vergleichsweise billige konventionelle Lebensmittelangebot begünstigt die Vorstellung von Verbrauchern, analog zu den Preisen sei auch die gesundheitliche Qualität der Lebensmittel gesunken. Daß Billiges gleichzeitig auch gut sein kann, wird von Teilen der Verbraucherschaft unter gesundheitlichen Gesichtspunkten angezweifelt. Der Rückschluß vom Preis auf die gesundheitliche Qualität der Produkte verliert jedoch unter den Bedingungen des gesättigten Lebensmittelmarktes zunehmend seine Berechtigung.

## 3.2
## Konzentration von Wirtschaft und Handel

Insbesondere die 2. Hälfte des 19. und das beginnende 20. Jahrhundert waren von dem intensiven Bemühen um neue Wege der Nahrungssicherung gekennzeichnet. Die Notwendigkeit dazu entstand durch das stetige Bevölkerungswachstum und die Urbanisierung. Mit besseren Transportmöglichkeiten und größeren Kapazitäten wurde der Handel mit Gütern über größere Distanzen möglich und auch rentabel.
Im Deutschland der Nachkriegszeit stieg die Bevölkerungsdichte in den städtischen Ballungsräumen nochmals stark an. Dies war mit ein Grund dafür, daß die Bundesrepublik Deutschland auf dem Nahrungssektor von Beginn an ein Nettoimporteur war. Bei der Einfuhr von Agrarprodukten dominierten von Beginn an die Importe aus den EG-Ländern. Während die Importe aus Drittländern sich von 1970-1989 verdoppelten, verdreifachten sich die Importe aus den Mitgliedsländern der EG. Durch die Öffnung der innergemeinschaftlichen Märkte im Rahmen der Bildung der Europäischen Wirtschaftsgemeinschaft verneunfachte sich im Zeitraum von 1970-1989 das Angebot deutscher Produkte auf den Märkten der Mitgliedsländer (Buchholz 1993). Allgemein ist festzustellen, daß die Situation der Ernährungswirtschaft heute von der Ausweitung von Unternehmenstätigkeit auf ausländische Märkte, durch zunehmende Exporttätigkeit sowie zahlreiche Akquisitionen und Kooperationen gekennzeichnet ist (Wendt 1993).
Der Strukturwandel von Ernährungsindustrie und Handel ist außerdem von starken Konzentrationstendenzen geprägt (Raeber 1992; Löhmer 1993). Wirtschaftliche Konzentrationsprozesse sind u.a. im Rückgang der Unternehmenszahl und in einer stärkeren Umsatzkonzentration sichtbar. Auch im Einzelhandel gab es im vergangenen Jahrzehnt spektakuläre Fusionen, wodurch der Konzentrationsgrad insgesamt stieg. Die drei stärksten Unternehmen und Unternehmensgruppen des Lebensmitteleinzelhandels konnten ihren Marktanteil innerhalb eines Jahrzehnts von 19% auf 39% erhöhen, die sechs Größten von 25% auf 60% (Wenzel 1995).
Im Handel äußern sich Konzentrationsprozesse v.a. in zwei Entwicklungen: Zum einen werden die Akteure des Handels (Handelskonzerne) immer größer und zum anderen vergrößern sich die Einkaufsflächen pro Geschäft. Tiefgreifende Rationalisierungen des Lebensmitteleinzelhandels nahmen bereits seit Mitte des 19. Jahrhunderts ihren Lauf. Mangelhafte Lebensmittelhygiene aufgrund mangelhafter Kühl,- Lager,- und Verkaufsflächen, kleinbetriebliche Strukturen, minimale Eigenkapitalausstattungen, hoher Arbeitsaufwand durch tägliche Öffnungszeiten von weit mehr als 12 Stunden gehörten damals zu den Kennzeichen der Lebensmittelgeschäfte. Der Aufstieg neuer Betriebs-

formen wie z.B. der Warenhäuser, Konsumgenossenschaften und Massenfilialbetriebe begann zwischen den 1870er und 1890er Jahren. Nach einer mehr als 100jährigen Dominanz der kleinen Ladengeschäfte entwickelte sich die Lebensmittelbranche zu dem am stärksten rationalisierten Sektor des Einzelhandels (Spiekermann 1997a).

Die Dynamik der Be- und Vertriebsformen ist auch in diesem Jahrhundert von entscheidender Bedeutung für den Erfolg des Lebensmitteleinzelhandels. Die 1960er Jahre waren ein Jahrzehnt der Supermärkte, die Selbstbedienungswarenhäuser hatten ihre Erfolgsphase v. a. in den 70er Jahren. In den 80er Jahren erreichten die Verbrauchermärkte ihren Zenit, und die 90er Jahre sind vom Erfolg der Discountmärkte gekennzeichnet. Jede vierte D-Mark für Lebensmittel wird gegenwärtig in einem Discount-Laden ausgegeben. Vor ca. 20 Jahren war es nur jede fünfzehnte (Wenzel 1995). Gründe für solche Entwicklungen liegen in der konjunkturellen Stagnation und der wirtschaftlichen Rezessionslage der 90er Jahre, in denen mehr Verbraucher durch die Nutzung von Niedrigpreisangeboten ihren gewohnten Lebensstandard zu halten versuchen. Allerdings ist der Erfolg der allerorts vorhandenen Discounter nicht nur auf den einkommensbedingten Zwang einiger Bevölkerungskreise zur kompromißlosen Preisorientierung zurückzuführen. Denn auch die Zielgruppe der Besserverdienenden nutzt das beschränkte, aber preiswerte Angebot der Discountgeschäfte und fördert damit deren Rentabilität.

Aus den Rationalisierungs- und Konzentrationsprozessen resultieren für den Verbraucher einige positive Effekte wie z.B. die geringeren Preise, die technischen Möglichkeiten zur Einhaltung von Kühlketten von der Produktion bis hin zum Verkaufsort. Jedoch ist die Spanne zwischen Produzent und Distribuenten auf der einen Seite und den Konsumenten auf der anderen Seite im Verlaufe der Konzentrationsbestrebungen immer größer geworden. Die Bedeutung direkter Kontakte zwischen Anbietern und Nutzern des Lebensmittelangebotes schwand, indem die Massenversorgung zu billigen Preisen möglich wurde. Kommunikation und Informationsaustausch über die Qualität der angebotenen Produkte blieben dabei auf der Strecke. Aus dieser Anonymität heraus entstehen Informationslücken für die Verbraucher. Der unternehmerischen Öffentlichkeitsarbeit gerade der industriellen Großbetriebe wird deshalb eine Überbrückungsfunktion zugeschrieben (Düngenheim 1994). Dies gilt v.a. als zusätzliche Differenzierungsmöglichkeit für inländische Unternehmen gegenüber ausländischen Mitbewerbern auf dem Lebensmittelmarkt.

Für Verbraucher und deren öffentliche Vertretungen wurde es unter den Bedingungen der europäischen oder internationalen Produktvielfalt immer schwieriger, das heutige Lebensmittelangebot und deren Anbieter zu beurteilen und zu hinterfragen. Die Position eines gleichwertigen Partners am

Lebensmittelmarkt einzunehmen, erscheint unter diesen Vorzeichen unmöglich. Dies stärkt allgemein das Gefühl der Machtlosigkeit unter Verbrauchern und führt so zu einer ablehnenden Haltung gegenüber der Industrie. Hinzu kommt ein differenzierteres Qualitätsverständnis für Lebensmittel, das nicht nur den monetär objektivierbaren Kosten-Nutzen-Abwägungen folgt, sondern immer stärker immaterielle Qualitätskriterien (z.B. globale ökologische Folgewirkungen von Lebensmitteltransporten über weite Strecken) umfaßt. Die industrielle Herstellung von Lebensmitteln gerät daher unter wachsenden Rechtfertigungsdruck. Mit diesem ausführlicheren Qualitätsverständnis setzt sich der nächste Abschnitt auseinander.

## 3.3
## Neue Anforderungen an die Lebensmittelqualität

Die Anforderungen an die Lebensmittelqualität ergeben sich heute aus den Erwartungen von Endverbrauchern, Händlern, Herstellern, Wissenschaft sowie der Lebensmittelüberwachung. Die Gesamtheit solcher Erwartungen wird als allgemeine Verkehrsauffassung von Lebensmitteln (→ Glossar) bezeichnet und objektiviert. Sie umfaßt die Auffassungen über die Beschaffenheit eines Lebensmittels aller am Verkehr mit Lebensmitteln beteiligten Kreise. Die allgemeine Verkehrsauffassung beinhaltet den redlichen Handelsbrauch nach Vorstellung der Produzenten und Händler sowie die berechtigte Erwartung eines durchschnittlich gebildeten Verbrauchers. Sie berücksichtigt ferner die Meinung von Sachverständigen aus der Lebensmittelüberwachung und der Rechtsprechung.
Anforderungen an die qualitative Beschaffenheit von Lebensmitteln sind also nicht allein durch die Industrie vorgegeben. Sie bilden vielmehr einen Konsens der am Verkehr mit Lebensmitteln beteiligten Kreise und sind auch in den sog. unterprivilegierten Rechtsquellen niedergelegt, z. B. in den Leitsätzen des Deutschen Lebensmittelbuches (→ Glossar). Auch im Binnenmarkt der Europäischen Union werden diese Leitsätze des Deutschen Lebensmittelbuches ihre Bedeutung haben, da sie die deutsche Verkehrsauffassung beschreiben und damit die Rechtmäßigkeit der Herstellung dokumentieren. Dem interessierten Verbraucher bieten sie wertvolle warenkundliche Informationen (Hauser 1994b).
Allgemeine Verkehrsauffassungen von Lebensmitteln und der Begriff der Lebensmittelqualität sind jedoch nicht im Sinne eines einheitlichen und starren Qualitätsstandards zu verstehen, sondern unterliegen einem ständigen Wandel. „Qualität ist kein feststehender Begriff, schon deshalb nicht, weil die subjektiven Meinungen, beispielsweise der Verbraucher, zu bestimmten

Aspekten der Qualität gar nicht übereinstimmend sein können oder sich wandeln. Außerdem werden wissenschaftliche Erkenntnisse sowie analytische Möglichkeiten zur Erfassung objektiver Qualitätskriterien ständig besser und ermöglichen damit immer neue Einsichten" (Paulus 1990).

Wie wir die Qualität unserer Lebensmittel definieren, hängt u. a. davon ab, wie wir die Qualität unserer Lebenswelt beschreiben. Zu den herkömmlichen Qualitätskomponenten Gesundheit, Geschmack, Gebrauchstauglichkeit sind andere Werte hinzugekommen. Mit steigender Sensibilität der Bevölkerung für die Umweltproblematik steigen auch die Sorgen um Schadstoffe in den Lebensmitteln. Mit zunehmender öffentlicher Thematisierung der Ernährungssituation in den Entwicklungsländern steigen auch die Bemühungen, die wirtschaftlichen Auswirkungen der Ernährungspolitik industrialisierter Staaten auf die Entwicklungsländer zu beleuchten. Ökologische, soziale oder ethische Eigenschaften sind in die neuen Definitionen der Lebensmittelqualität eingegangen. So enthalten sie heute fast alle sowohl materielle als auch immaterielle Teilqualitäten. Die nachfolgende Übersicht beschreibt Einzeldimensionen des Gesamtbegriffes "Lebensmittelqualität" und geht auf Ausführungen der Gießener Ernährungswissenschaftler Claus Leitzmann und Wolfgang Sichert-Oevermann zurück.

Im folgenden werden diese Einzelkomponenten der Qualitätsdefinition für Lebensmittel kurz dargestellt und die Möglichkeiten zu deren "Messung" und wissenschaftlicher Objektivierung umrissen.

Der *Gebrauchs- oder Eignungswert* von Lebensmitteln ist v. a. für Erzeuger und Verarbeiter von Bedeutung, da sich die Verdienstspannen nicht nur am Ertrag, sondern auch an Sortierung, Transport- und Lagerfähigkeit usw. orientieren. So richtet sich der Gebrauchswert vornehmlich an formalen, funktionalen und ökonomischen Merkmalen eines Lebensmittels aus. Die Autoren Koerber, Männle und Leitzmann (1993) definieren den Eignungswert für bestimmte Zielgruppen unterschiedlich. Sie unterscheiden einen Gebrauchswert für die Verbraucher und einen Gebrauchswert für Erzeuger, Verarbeiter und Händler, der auch als ökonomischer Wert (Marktwert oder Handelswert) bezeichnet wird.

Folgende Kriterien des Gebrauchswertes existieren für die *Verbraucher*:
- Eignung für bestimmte Verwendung,
- Haltbarkeit (Lagerfähigkeit),
- Preis,
- Zeitaufwand für Einkauf, Zubereitung und Verzehr.

Dem ökonomischen Wert schreiben die Autoren folgende Gebrauchswertkriterien zu: Für die *Erzeuger* sind dies Ertrag, Ernteeigenschaften, Haltbarkeit, Lagerfähigkeit, Absetzbarkeit, Erzeugungskosten und Verkaufspreis des

**Tabelle 3.2** Qualitätskriterien bei Lebensmitteln.
(Nach Stiftung Verbraucherinstitut 1994)

**Eignungswert**
*Ökonomische und funktionale Merkmale für unterschiedliche Interessengruppen*

| | |
|---|---|
| Formale Merkmale: | Menge, Sortierung, Verpackung |
| Funktionale Merkmale: | Haltbarkeit, küchentechnische Eignung, z.B. Schnittfestigkeit |
| Ökonomische Merkmale: | Preis, Ausbeute, Arbeitsaufwand |

**Genußwert**

| | |
|---|---|
| Sensorische Qualität: | Aussehen (Farbe, Form), Geruch, Geschmack, Konsistenz, Temperatur, Sauberkeit, Frische, Reife |

**Gesundheitswert**
*Ernährungsphysiologischer Wert*

| | |
|---|---|
| Wertgebende Inhaltsstoffe: | Energiegehalt, Nährstoffe, Ballaststoffe, Aroma- und Duftstoffe, Schutzsubstanzen |
| Wertmindernde Inhaltsstoffe: | pathogene Mikroorganismen, Toxine, antinutritive Faktoren, Verunreinigungen, Rückstände |
| Zusätzliche Kriterien, z.B.: | Reife, Frischezustand, Sättigungswirkung, Bekömmlichkeit, Nährstoffdichte, biologische Wertigkeit (→ Glossar) |

**Psychologischer Wert**

| | |
|---|---|
| Ideeller Wert: | Vorstellungen, Meinungen (Vorurteile), Erwartungen, unterstellte Eigenschaften, Ersatzbefriedigung |

**Sozialwert**

| | |
|---|---|
| Kulturelle, religiöse Aspekte: | Prestige der Lebensmittel, Belohnung, Tabus, Unterhaltung, Erlebnis |

**Politischer Wert**

| | |
|---|---|
| Ökonomische und gesellschaftliche Aspekte: | politische Bedingungen in den Anbau- und Produktionsländern, Nord-Süd-Beziehungen, Kinderarbeit |

**Ökologischer Wert**

| | |
|---|---|
| 1. *Lebensmittelerzeugung* (Landwirtschaft): | leicht lösliche Dünger (besonders Stickstoff), Pestizide, Futtermittelzusätze, Tierarzneimittel, "Veredelungs"-wirtschaft u. -verluste, Primärenergieeinsatz, Transport, Lagerung, Abfall (z.B. Gülle), Nebenprodukte etc. |
| 2. *Verarbeitung* (Industrie, Gewerbe, Haushalt): | Primärenergieverbrauch, Abwasserbelastung, Verpackung (Rohstoffe, Energie, Müll) |

Produktes. Für *Verarbeiter* sind es hingegen Eigenschaften zur Weiterverarbeitung (Normgröße, Konsistenz) sowie der Einkaufs- und Verkaufspreis. Demgegenüber sind Haltbarkeit, Lagerfähigkeit, Transportfähigkeit, äußere Beschaffenheit, Absetzbarkeit, Einkaufs- und Verkaufspreis besonders für *Händler* von Bedeutung.

Der Beurteilung des Gebrauchswertes anhand dieser funktionalen und ökonomischen Kriterien stehen Verbraucher häufig verständnislos gegenüber: So etwa, wenn Obst aufgrund äußerlicher Merkmale (Größensortierung, Gleichmäßigkeit, Aussehen) unabhängig von den inneren Werten in die Güteklassen eingeteilt wird, wie dies in den nationalen und supranationalen Qualitätsnormen geschieht. Insgesamt ist der Gebrauchs- oder Eignungswert eines Lebensmittels für die Verbraucher kaum eine sinnvolle Orientierungshilfe bei der Beurteilung der Gesamtqualität. Insbesondere unter den Gesichtspunkten „Eignung für wen?" bzw. „Eignung wozu?" wird die Beurteilung des Lebensmittels sehr verschieden ausfallen. Denn nicht jedes Kriterium, das für Erzeuger, Verarbeiter oder Händler von Bedeutung ist, ist auch für Verbraucher ausschlaggebend.

Dem *Genußwert* wird von den meisten Verbrauchern hohe Bedeutung beigemessen. Er beschreibt die sensorischen Eigenschaften des Lebensmittels, wie beispielsweise Aussehen, Farbe, Geruch und Geschmack. Hier werden durch den Verbraucher natürlich sehr starke individuelle Präferenzen gesetzt. Da gerade auch die sensorischen Eigenschaften eines Lebensmittels stark durch den Hersteller beeinflußt werden können, sind ganze Heerscharen von Marktforschern damit beschäftigt, die Präferenzen spezifischer Zielgruppen durch sog. Beliebtheitstests herauszufinden.

Zur objektiven Feststellung des Genußwertes dient die sensorische Analyse. Sie ist eine Methode zur Prüfung von Lebensmitteln mit den Sinnen. Nur bei Anwendung exakter wissenschaftlicher Prüfmethoden sind die Ergebnisse reproduzierbar und lassen sich auch statistisch auswerten (Jellinek 1981). Mit Hilfe geschulter Sinne beschreiben und beurteilen ausgebildete Tester optische, olfaktorische, haptische und gustatorische Eindrücke. Selbst kleinste Unterschiede können durch die sensorischen Prüfungen festgestellt werden. Vor allem der Geruchssinn erkennt feinste Unterschiede, teilweise besser als physikalische Meßinstrumente oder chemische Methoden. Zur Überprüfung der Qualität von Lebensmitteln ist die Erfassung mit Hilfe der fünf Sinne eine praktizierte und erwünschte Methode. Denn der Antrieb zum Essen kommt mindestens genau so stark von den erwarteten Geschmacks-, Geruchs- und Farberlebnissen bestimmter Lebensmittel, wie von dem Zwang zur Nährstoffaufnahme. Allerdings setzt die sensorische Analyse spezielle Kenntnisse und sensible Fähigkeiten voraus, damit sie zu wissenschaftlich reproduzierbaren Aussagen führen kann.

Der *Gesundheitswert* eines Lebensmittels beschreibt den Beitrag, den ein Lebensmittel zu einer gesunden Ernährung zu leisten vermag. So haben beispielsweise pflanzliche Produkte wie Früchte, Gemüsesäfte oder Vollkornerzeugnisse einen höheren Gesundheitswert als Limonaden oder Toastbrot, da sie mehr wertgebende Inhaltsstoffe enthalten.

Die Verarbeitung von Rohprodukten zu Endprodukten mit bestimmten Eigenschaften kann positiven und/oder negativen Einfluß auf den Gesundheitswert der Lebensmittel haben. Eine einheitliche Beurteilung ist selten möglich, weil Verarbeitungsmaßnahmen wertsteigernde und wertmindernde Substanzen eines Lebensmittels unterschiedlich beeinflussen. Ob die Lebensmittelverarbeitung den Gesundheitswert steigert, senkt oder unberührt läßt, hängt vom jeweiligen Lebensmittel und auch von Art und Ausmaß der Verarbeitung ab, so daß eine pauschale Beurteilung eines Verfahrens zumeist nicht möglich ist. Differenziertere Betrachtungsweisen führen hier stets weiter. Als Indikatoren für solche Einflüsse werden häufig die Gehalte an wertsteigernden oder wertmindernden Einzelbestandteilen herangezogen. Denn wertsteigernde und wertmindernde Substanzen in Lebensmitteln lassen sich genau bestimmen.

Die DGE stellt die Nährstoffdichte (→ Glossar) als ernährungswissenschaftliches Kriterium der Lebensmittelqualität in den Vordergrund. Diese Bewertungsmethode gibt Auskunft über ernährungsphysiologische Qualitäten von Lebensmitteln und zwar auf der Basis einzelner Lebensmittelinhaltsstoffe. Sie ist nicht dazu geeignet (und auch nicht dazu gedacht), den Verbrauchern Informationen über die Gesamtqualität von Lebensmitteln zu verschaffen. Sie berücksichtigt den Nährstoffgehalt von Lebensmitteln und ermöglicht Aussagen darüber, welche Lebensmittel miteinander kombiniert werden sollten, damit die Versorgung bzgl. eines bestimmten Nährstoffes letztendlich ausgeglichen oder positiv verläuft. Alle anderen Aspekte der oben beschriebenen Qualitätsdimensionen bleiben bei dieser Betrachtungsweise unberücksichtigt.

Es bleibt festzuhalten, daß der Gesundheitswert von Lebensmitteln durch die analytischen Nachweismöglichkeiten im Vergleich zu den anderen Qualitätskriterien am besten festzustellen ist. Der Gehalt an wertbestimmenden oder wertmindernden Inhaltsstoffen unterliegt im Vergleich zu Genuß-, Eignungs- oder ethischen Werten kaum der subjektiven Beurteilung durch den einzelnen Verbraucher. Aufgrund besserer Überprüfbarkeit des Gesundheitswertes hat man sich in der Diskussion über die Lebensmittelqualität lange auf diese Teilqualität beschränkt. Dies stellt jedoch die hohe Bedeutung der anderen Teilqualitäten nicht in Frage.

Die obige Definition der Lebensmittelqualität (Tabelle 3.2), publiziert durch die Stiftung Verbraucherinstitut (1994) setzt deutliche Schwerpunkte bei *immateriellen Anforderungen* an Lebensmittel. Diese beziehen sich nicht direkt auf das Lebensmittel selbst, sondern auf die Bedingungen bei Erzeugung, Verarbeitung, Transport usw. Als Komponenten des Qualitätsbegriffes sind diese Kriterien allerdings nur schwer meßbar, quantifizierbar oder monetär bewertbar.

Einen Ansatz zur Beurteilung nichtmaterieller Produktqualitäten lieferte Mitte der 80er Jahre die Projektgruppe Ökologische Wirtschaft am Freiburger Öko-Institut. Es handelt sich um die Methode der Produktlinienanalyse und steht unter der Frage „Wie wird was, von wem, wofür und mit welchen Folgen produziert und konsumiert?" Das Konzept der Produktlinienanalyse versucht, die Umwelt- und Sozialverträglichkeit von Produkten strukturiert zu bewerten und bezieht dabei alle Lebenszyklen des Produktes mit ein.

Diese Methode ist zur besseren Erfassung einer ökologischen Wirtschaftsweise erstellt worden und nicht primär für die Beurteilung der immateriellen Qualitätsdimensionen von Lebensmitteln. Dennoch ist zu überlegen, inwieweit die Produktlinienanalyse auch für die Bewertung von Lebensmitteln nutzbar gemacht werden könnte. Auf der Basis des ernährungsökologischen Ansatzes (→ Glossar) wurde bereits eine entsprechende Produktmatrix aufgestellt. Mit ihrer Hilfe halten es die Autoren für möglich, zu einer objektiven Bewertung von Gesundheits-, Umwelt- und Sozialverträglichkeit von Lebensmitteln zu gelangen (Maschkowski et al. 1991). Die Produktlinienanalyse untersucht den gesamten Lebenszyklus eines Lebensmittels, angefangen von der Rohstoffgewinnung bis hin zum Konsum des Produktes und dessen Beseitigung. Ebenso wird versucht, die Folgen aller Produktphasen für Natur, Gesellschaft und Wirtschaft zu erfassen. Diese Vorgehensweise kommt der mehrdimensionalen Beurteilung der Lebensmittelqualität sehr entgegen und spiegelt die Informationsbedürfnisse der Bevölkerung, aber auch die Auslobungsbedürfnisse der Industrie wider.

„Unser Lebensmittel ist umweltfreundlich hergestellt, weil ..." – es wäre gut, diese Frage mit größerer Sicherheit beantworten zu können, als es heute möglich ist. Dabei muß jedoch über die finanzielle Bewertungsebene hinausgegangen werden. Es werden in der Produktlinienanalyse Kriterien bewertet, die unter den derzeitigen Bedingungen keine direkten Kosten im Produktionszyklus verursachen (z. B. die Wirkung der verschiedenen Produktionszyklen auf Aspekte wie Arbeitszufriedenheit, Gesundheit und Wohlbefinden der Menschen oder der Einfluß der Produktionszyklen auf Temperatur, Strahlung und Wind in der Umwelt). Dies ist möglicherweise ein Grund dafür, warum dieser Ansatz in der Wirtschaft so wenig angewendet wird und auch von Verbrauchern nicht herangezogen werden kann.

Bei den vier bisher erörterten Möglichkeiten zur Beschreibung der Lebensmittelqualität wurden die Komponenten Gesundheitswert, Genußwert,

Gebrauchs- und Eignungswert und die immateriellen Werte beschrieben. Doch diese verschiedenen Aspekte ergeben für den Verbraucher noch kein brauchbares Gesamtbild. Die eben vorgestellten Einzelansätze sind also nur Bausteine im großen Bewertungspuzzle der Lebensmittelqualität. Sie stellen für Verbraucher einen beschwerlichen und unzulänglichen Weg dar, sich über die Lebensmittelqualität wirklich Gewißheit zu verschaffen. Häufig wird davon ausgegangen, daß es den Verbrauchern heute nicht mehr möglich ist, die Qualität von Lebensmitteln "objektiv" zu beurteilen. Diese Objektivität zielt zumeist nur auf die technologische bzw. ernährungsphysiologische Qualität.

Ein gutes und leicht verständliches Modell für eine ausführliche Bewertung der vielfältigen Qualitätsaspekte muß erst noch geschaffen werden. Bis dahin stellen sich die Informationen über die qualitative Beschaffenheit von Lebensmitteln als ein uneinheitliches Konglomerat dar, welches mit Hilfe von Expertenbeurteilungen und Medien an die Verbraucher transportiert wird. Dabei befassen sich Experten und Medien zumeist mit den qualitätsmindernden Eigenschaften von Lebensmitteln, da diese erhöhte Handlungs- und Kommunikationsrelevanz für Wissenschaft und Bevölkerung besitzen. Informationen über die Lebensmittelqualität haben außerdem einen gewissen Unterhaltungswert und werden deshalb meist in Form von "bad news" an die Verbraucher vermittelt. Aber auch mit diesen Argumenten wäre das Negativimage industriell gefertigter Lebensmittel nur teilweise zu erklären. Festzuhalten ist dagegen, daß gerade aufgrund fehlender praktikabler Bewertungsmodelle das konventionelle Lebensmittelangebot die neuen immateriellen Dimensionen in der Sicht einiger gesellschaftlicher Anspruchsgruppen nicht genügend berücksichtigt bzw. ihnen gar nicht mehr entspricht. Das Negativimage industriell gefertigter Lebensmittel resultiert somit auch aus dem partiell erhobenen Vorwurf, daß die Lebensmittelindustrie auf die sich wandelnden Auffassungen der Lebensmittelqualität nicht ausreichend reagiere. In der industriellen Lebensmittelfertigung konzentrierte man sich in den zurückliegenden Dekaden darauf, der Bevölkerung ein gesundheitlich unbedenkliches, vielfältiges und preiswertes Lebensmittelangebot zu garantieren.

## 3.4
### Informationsfülle und selektive Wahrnehmung

Im Kommunikationszeitalter steigt die Gefahr der Informationsüberlastung für die Verbraucher. Gerade die neuen Medien vergrößern das Informationsangebot um ein Vielfaches. Dies hat sowohl positive als auch negative Auswirkungen auf Informationsbeschaffung und -verarbeitung durch die Verbraucher. Denn nicht nur die Möglichkeiten der Informationsübertragung und

-nutzung verbessern sich ständig, sondern auch das zur Verfügung stehende Wissen verdoppelt sich in immer kürzeren Zeitabständen. Schätzungen gehen davon aus, daß sich das naturwissenschaftliche Wissen alle 13 Jahre verdoppelt (Brauer 1993), die Summe des gesamten verfügbaren Wissens sogar alle fünf Jahre (GfK 1995). Von diesem Wissenszuwachs können wir immer weniger selbst erfahren. Denn nach groben Schätzungen sind „mindestens 80% unserer Lebenserfahrung medienvermittelt (über Schulbücher, Zeitungen, Fernsehen usw.); höchstens einige wenige Prozent beruhen auf persönlichem Erleben" (Brauer 1993). Den sehr viel größeren Teil des Wissenszuwachses müssen wir also *glauben*. Somit sind wir von der einfachen, aber auch *glaubwürdigen* Informationsvermittlung abhängig.

Bereits empirische Studien aus den 80er Jahren zeigen, daß eine zunehmende Informationsüberlastung die Verbraucher zu Vereinfachungen des Informationsverarbeitungs- und Entscheidungsverhaltens veranlassen (Raffee und Fritz 1980). Es werden z. B. häufiger Schlüsselinformationen verwendet, um auf andere Produkteigenschaften zurückzuschließen. Im Lebensmittelbereich gehört beispielsweise die Herkunft des Lebensmittels dazu, von der auch Aussagen über die Qualität und Frische des Produktes abgeleitet werden.

Gerade bei Informationen aus dem technologisch-naturwissenschaftlichen Bereich gilt deshalb häufig das Motto „weniger ist mehr". Es ist nach Ansicht vieler Autoren nicht sinnvoll, mehr rein sachlich-technische Informationen anzubieten. „Das Allheilmittel zusätzlicher Information stößt hier auf eine quantitative und auf eine qualitative Grenze: Ist nämlich einmal der Sättigungsgrad an technisch-wissenschaftlichen Informationen überschritten, wird der Bereich des abnehmenden Grenznutzens erreicht, in dem zusätzliche Informationen gar nicht mehr als solche wahrgenommen werden können" (Zimmerli und Sinn 1990).

Wissen, das durch Medien vermittelt wird, unterliegt ferner dem Mechanismus der selektiven Wahrnehmung (→ Glossar). Aufgrund selektiver Wahrnehmung werden bestimmte Teile der Wirklichkeit gar nicht, andere Teile dagegen stark übertrieben gesehen. Einzelbeobachtungen werden rasch verallgemeinert. Als zutreffendes Beispiel führt der Kieler Agrarökonom Reimar von Alvensleben die Rückstandsproblematik in Lebensmitteln auf. Verbraucher sind für dieses Thema besonders sensibilisiert, also werden verstärkt Informationen über Rückstände in Lebensmitteln publiziert. Selektive Medienberichterstattung und selektive Wahrnehmung von negativen Eigenschaften von Lebensmitteln verstärken sich gegenseitig. Das Ergebnis ist ein schlechtes Image von Lebensmitteln (Alvensleben 1988). Insofern funktionieren Journalisten und Massenmedien mehr als Verstärker bereits vorhandener Meinungsströmungen unter der Bevölkerung und weniger als deren Verursacher. Dies ist allerdings ein Befund, der in der Medienwirkungsforschung umstritten ist.

Selektive Wahrnehmungsmechanismen greifen auch in der Rezeption allgemeiner und unbestimmter Ängste, die nach Ansicht einiger Experten im kollektiven Unterbewußtsein kursieren. In der Literatur existiert seit langem der Begriff der „herumstreifenden oder vagabundierenden Angst". Der Soziologe Franz Xaver Kaufmann spricht diesbezüglich von einer Angst, die nach Projektionsfeldern zur Entlastung sucht. So sei es „... beruhigend zu wissen, wovor man sich zu fürchten hat und so sucht sich das geängstigte Bewußtsein dauerhafte Objekte, aus denen es seine unbestimmte Angst in Furcht vor einer scheinbar bestimmten Gefahr verwandeln kann" (Kaufmann 1973). Die Bezugspunkte der Angst sind dabei veränderlich und manifestieren sich z.B. an der Kernenergie, an der chemischen Industrie, am sauren Regen und am "Gift" in unserer Nahrung.

Für die Wahrnehmung der industriellen Lebensmittelfertigung bedeutet dies zusammenfassend: Nur wenige Verbraucher können komplexe Sachverhalte wie die Produktionstechniken und die Qualität von Lebensmitteln umfassend beurteilen. Wer sich heute als Verbraucher oder Journalist ein Bild über Lebensmittel machen will, muß vereinfachen und entfernt sich dadurch häufig von den technologisch-naturwissenschaftlichen Tatbeständen. Durch Informationsfülle und selektive Wahrnehmungsmechanismen entsteht in der Öffentlichkeit ein verzerrtes Bild von der technologischen Wirklichkeit der industriellen Lebensmittelproduktion, die jedoch maßgeblich für die gesundheitliche Qualität der industriell gefertigten Lebensmittel verantwortlich ist.

Zudem sind Verbraucher heute schlecht in den Kommunikationsprozeß über die Entwicklung technologischer Verfahren zwischen Industrie, Handel und Politik eingeschaltet. Das gerade in den ernährungsinteressierten Verbrauchergruppen vorhandene Negativimage von Lebensmitteln kann deshalb als Zeichen mangelnder Beteiligung an Entscheidungen im industriellen Bereich interpretiert werden. Daneben ist ein Großteil der Verbraucher verunsichert, weil es ihm an Informationen und Kompetenz mangelt, z. B. die Chancen und Risiken neuartiger Verarbeitungsverfahren (gentechnische Herstellung von Lebensmitteln) einzuschätzen. Die Gießener Professorin für Ernährungsberatung und Verbraucherverhalten Ingrid-Ute Leonhäuser folgert aus dieser ungenügenden Einbindung in den Kommunikationsprozeß, daß auch im Rahmen der Verbraucherbildung an Schulen und Fortbildungseinrichtungen mehr Überschaubarkeit, Handlungs- und Entscheidungskompetenz für Verbraucher geschaffen werden muß, damit sie am "kollektiven Wissen" teilhaben können (Leonhäuser 1995).

## 3.5
## Entfremdung und Distanzierung

Noch bis in die Anfänge dieses Jahrhunderts war es aufgrund des wesentlich kleineren Lebensmittelangebotes für Verbraucher leichter, mit Hilfe warenkundlicher Kenntnisse und dem eigenen Erfahrungsschatz die Lebensmittelqualität selbst zu beurteilen. Vor allem in den Groß- und Mittelstädten verloren sich diese Fähigkeiten rasch. Bis heute verringerte sich für viele Verbraucher der Bezug zu Erzeugungs- und Verarbeitungsverfahren der Lebensmittel mehr und mehr. Es ist kaum noch möglich zu beurteilen, wie, wo, wann oder von wem Lebensmittel erzeugt worden sind (Miller 1990). Zu dem verringerten Wissensschatz über Lebensmittel und Lebensmittelverarbeitung kommt eine größere Distanz zu diesem Bereich, die insbesondere die jüngere Generation betrifft. Aus der mangelnden Gelegenheit, den unmittelbaren Zusammenhang von Lebensmitteln und der eigenen Lebensqualität zu erfahren, resultiert die Entfremdung gegenüber Lebensmitteln.
Die veränderte Beziehung zum Lebensmittel im Vergleich zu früheren Generationen wird durch die Ernährungspsychologie – und hier vornehmlich von Volker Pudel und Joachim Westenhöfer (1991) – durch vier Haupttendenzen beschrieben.
Erstens gibt es einen *Verlust an Wertschätzung*: Insbesondere der jüngeren Generation fehlt das emotionale Grunderlebnis, wie unmittelbar Nahrungsaufnahme und Leben zusammenhängen. Die noch in der Elterngeneration vorhandene hohe Wertschätzung der Lebensmittel aufgrund existenziell bedrohlicher Lebensmitteleinschränkungen und -verknappungen ist weitgehend verlorengegangen. Zweitens tritt ein *Verlust an Lebensmittelidentität* auf, da sich der Einkauf von Lebensmitteln v. a. in Selbstbedienungsabteilungen der Supermärkte heute kaum noch vom Einkauf eines beliebigen Non-Food-Produktes unterscheidet. Verloren hat drittens auch der *originäre Herkunftsbezug* eines Großteils des Lebensmittelangebotes, denn mit einem erhöhten Verarbeitungsgrad der Lebensmittel geht der Bezug zur ursprünglichen Herkunft verloren. Lebensmittel bekommen somit einen eher neutralen Stellenwert. Wer heute beispielsweise eine Fertigpizza kauft, wird in der Regel nichts über die Herkunft der verwendeten Zutaten wissen oder wissen wollen. Viertens wird ein *Verlust der emotionalen Beziehung* zum Lebensmittel deutlich. Emotionale Eßerlebnisse gehen beispielsweise durch die Zunahme des Außer-Haus-Verzehrs und den Wegfall der häuslichen Tischgemeinschaft verloren.
Lebensmittel aus industrieller Fertigung sind uns fremd geworden. Vor dem Hintergrund solcher Entfremdungsphänomene innerhalb moderner Industriegesellschaften wächst das Negativimage der technologischen Verarbeitung und Zubereitung der Lebensmittel. Wie die Untersuchungsergebnisse im

vorigen Kapitel zeigten, sind Verbraucher über die Qualität der verwendeten Rohstoffe oder den Einfluß moderner Produktionsmethoden auf Lebensmittel äußerst unsicher. Erzeugungs- und Verarbeitungsprozesse sind für die befragten Personen um so weniger nachvollziehbar, je mehr Rohstoffe im Produktionsablauf verändert wurden. Das Vertrauen in das Funktionieren industrieller Produktionsabläufe kann deshalb bei stark verarbeiteten Lebensmitteln leichter gestört werden als bei unverarbeiteten (Halk 1992). Der Weg vom landwirtschaftlich erzeugten Rohprodukt über die verschiedenen Stufen der Verarbeitung bis zum Endprodukt kreuzt den Weg des Verbrauchers nicht mehr. Erst ein flüchtiger Blick auf die Deklarationsliste, das Mindesthaltbarkeitsdatum und den Preis des fertig produzierten, verpackten und nach allen Regeln der Verkaufskunst angebotenen Lebensmittels ruft uns die industrielle Fertigung ins Gedächtnis.

Sozialer Wandel fördert die Entfremdungsprozesse. Veränderungen in der demographischen Zusammensetzung der Gesamtbevölkerung haben wesentlichen Einfluß auf das Entstehen einer größeren Distanz zu unseren Lebensmitteln. Von den vielen demographischen Merkmalen, mit denen Bevölkerungsgruppen in der Regel beschrieben werden, sei hier die veränderte Haushaltsstruktur als Beispiel herausgegriffen.

Während die Zahl der Mehrpersonenhaushalte in der Bundesrepublik Deutschland sank, stieg der Anteil der Single-Haushalte auf ein gutes Drittel (Tabelle 3.3).

Für die Zukunft werden folgende demographische Entwicklungen prognostiziert:
- langfristig weiterhin steigendes Durchschnittsalter,
- sinkende Familiengröße,
- steigende Zahl von Haushalten,
- steigendes Bildungsniveau,
- erweiterte Berufstätigkeit von Frauen,
- steigende Einkommen und mehr Freizeit (GfK 1995).

Diese bereits seit Jahren zu beobachtenden Entwicklungen haben eine sehr praktische Konsequenz: Essen wird immer weniger als geselliger Akt erlebt. Immer weniger Personen leben zusammen in einem Haushalt, um u.a. gemeinsam zu essen. Auch geht die Zahl haushaltsinterner Mahlzeiten zurück, während die Nutzung haushaltsexterner Dienstleistungen (z.B. Außer-Haus-Verzehr) kontinuierlich steigt. Kommunikative Situationen am häuslichen Familientisch haben gegenüber kommunikativen Kontakten im beruflichen Kontext an Bedeutung verloren. "Mutterns Tisch" steht heute sozusagen auf wackligen Beinen, während die Tischlein-Deck-Dich-Ideen des gastronomischen Managements heute ein festes Standbein in unserem Leben haben.

Tabelle 3.3 Ein- und Mehrpersonenhaushalte im Vergleich zur Zahl aller Privathaushalte. (Nach Institut der deutschen Wirtschaft 1997)

| Jahr | Privathaushalte insgesamt in 1.000 | Einpersonenhaushalte [%] | Mehrpersonenhaushalte [%] | Personen pro Haushalt |
|---|---|---|---|---|
| 1950[a] | 16.650 | 19,4 | 80,6 | 2,99 |
| 1970[a] | 21.991 | 25,1 | 74,9 | 2,74 |
| 1990[a] | 28.175 | 35,0 | 65,0 | 2,25 |
| 1991[b] | 35.255 | 33,6 | 66,4 | 2,27 |
| 1994[b] | 36.695 | 34,7 | 65,3 | 2,23 |
| 1995[b] | 36.938 | 34,9 | 65,1 | 2,22 |

[a] Bundesgebiet West
[b] Bundesgebiet nach Vereinigung

## 3.6
## Lebensmittelskandale

Die „Chronik der Lebensmittelskandale" läßt sich bis zurück in die Antike verfolgen: Seit mehreren tausend Jahren befaßt sich die Menschheit mit der Verfälschung von Lebensmitteln und mit Gesundheitsschädigungen, die durch das Verschulden des "Herstellers" entstanden sind. Schon in römischer Kaiserzeit wurde es zur Aufgabe einer kaiserlichen Behörde gemacht, für Ordnung in der Nahrungsmittelversorgung des Militärs und der Stadtbevölkerung zu sorgen. Auch in der handwerklich organisierten Lebensmittelproduktion des Mittelalters gab es immer wieder Vorfälle von Gesundheitsbeeinträchtigungen beabsichtigter und unbeabsichtigter Art. Versuche der Täuschung und Gesundheitsschädigung wurden, wenn sie überhaupt nachgewiesen werden konnten, mit harten körperlichen Strafen belegt.
Mit der Industrialisierung stieg die Notwendigkeit stärker denn je, staatliche und unternehmerische Maßnahmen zum gesundheitlichen Schutz der Verbraucher zu ergreifen. Auch für den Schutz industriell organisierter Hersteller waren zusätzliche Kontrollbestimmungen notwendig, da sie zunehmend die Verantwortung der Lebensmittelproduktion übernehmen. Die Vorstellungen darüber, wie der Schutz der Verbraucher und der verantwortungsbewußten Unternehmer geschaffen werden sollte, unterschieden sich jedoch. Verbraucher fühlten sich durch staatliche Regelungen besser geschützt als durch von der Industrie vorgeschlagene Selbstverpflichtungen. Der Historiker Hans-Jürgen Teuteberg beschreibt, wie sich um die Jahrhundertwende eine starke Polarisierung zwischen Handel und Industrie auf der einen und den staatlichen Überwachungsinstanzen auf der anderen Seite entwickelte.

Staatliche Prüfrichtlinien wurden von der Wirtschaft abgelehnt und mit den eigenen Qualitätsnormen beantwortet. Erste Erfolge der Lebensmittelüberwachung zeigten sich jedoch schon zu Beginn des ersten Weltkrieges, als ge- oder verfälschte Lebensmittel zumindest im städtischen Lebensmittelhandel seltener als noch 20 Jahre zuvor zu finden waren. „Die Qualität der Grundnahrungsmittel wie auch der Genußmittel hatte sich deutlich erhöht, und dieser Standard sollte nachfolgend nicht mehr unterschritten werden. Trotz der im Einzelfall noch strittigen Qualitätsnormen war es gelungen, ein einklagbares Grundrecht auf unverfälschte Nahrung zu etablieren, das der Landwirtschaft, der Industrie und dem Handel die notwendige Rechtssicherheit bot" (Teuteberg 1995).

Die historischen Aspekte können nicht darüber hinweg täuschen, daß die Auswirkungen von Lebensmittelskandalen heute gerade wegen der industrialisierten Lebensmittelherstellung größer und gravierender sind als früher. Die industrielle Produktion zielt auf einen großen Abnehmerkreis, und dies impliziert, daß ein Fehler auf dem Weg vom Rohprodukt zum Fertigprodukt viel mehr Menschen betrifft als auf der handwerklichen Herstellungsebene. Insofern ist die hohe Aufmerksamkeit für Lebensmittelskandale sicher verständlich.

In der Regel beurteilen jedoch Wissenschaftler, Medien und Verbraucher die Frage, ob es sich im Einzelfall um einen "echten" oder "unechten" Lebensmittelskandal handelt, sehr unterschiedlich. Ursachen hierfür sind unterschiedliche Begriffsdefinitionen der Beteiligten. Wissenschaftler bewerten offenbar andere Vorgänge als skandalös als Verbraucher. Ein Skandal ist grundsätzlich ein Ärgernis oder aufsehenerregendes, schockierendes Vorkommnis. Wissenschaftler und Verbraucher fühlen sich nun allerdings durch ein solches Ärgernis sehr unterschiedlich betroffen. Dies gilt besonders für den Lebensmittelbereich, bei dem Folgen für die Gesundheit nicht ausgeschlossen werden können. Das Wissen über Nahrung und Ernährung sowie die vorhandenen Einstellungen und Emotionen beeinflussen die persönliche Einordnung eines Skandals und gehen mit unterschiedlicher Gewichtung in die Bewertung ein. Die Diskussion um die differierende Wertung von Lebensmittelskandalen weist Gemeinsamkeiten zur sozialwissenschaftlichen Risikoforschung bzw. -kommunikation auf. Es ist bereits bekannt, daß sich die mehr *intuitive* Risikobewertung der Laien von einer *technischen* Risikobewertung durch Experten absolut unterscheidet. „Die Irritation des Experten resultiert meist aus der Annahme, daß die intuitive Beurteilung eines Risikos, wie sie von Laien vorgenommen wird, durch die gleichen Kriterien bestimmt wird, oder umgekehrt, daß die Laien sich von einer solchen Risikobetrachtung zumindest überzeugen lassen" (Ruff 1993).

Diejenigen Personen und Institutionen, die heute öffentliche Debatten über Lebensmittelskandale führen, müssen sich deshalb der Unterschiede zwischen

Experten- und Laienauffassungen stärker bewußt sein. Möglicherweise ist der bloße Verstoß gegen ein Lebensmittelgesetz für Experten noch kein Skandal, sondern erst ein spätes Aufdecken oder Vertuschen durch die beteiligten Institutionen. Demnach wären viele Lebensmittelskandale der vergangenen Jahre keine Skandale gewesen, denn viele dieser Vorfälle konnten rechtzeitig aufgedeckt werden. Für Verbraucher liegt die Reizschwelle für den Skandal möglicherweise erheblich niedriger: Allein der Verstoß gegen das Lebensmittelgesetz, dem sie machtlos gegenüberstehen, bedeutet für viele schon einen Skandal. Wird dann zusätzlich auch den öffentlichen und wissenschaftlichen Institutionen die Vertrauenswürdigkeit abgesprochen (vgl. Abschn. 3.7), verwundert es nicht, wenn auch Aufklärungskampagnen von Seiten der Unternehmen oder Wissenschaft kaum mehr nützen.

Lebensmittelskandale gelten als maßgebliche Ursache des Negativimages industriell gefertigter Lebensmittel. Skandalmeldungen über erhöhte Lindanwerte in Babykost aus Spanien (April 1994), Salmonellen in Kartoffelchips (Juni 1993), Perchloräthylen in Olivenöl (März 1988), Glycol in Wein (Januar 1986) und viele andere mehr sind den Verbrauchern noch über mehrere Jahre im Gedächtnis und führen z.T. noch Jahre später zum Verzicht auf betroffene Produkte.

Die Verhaltensänderungen nach Lebensmittelskandalen halten einer 1991 in Nordrhein-Westfalen durchgeführten Befragung zufolge mitunter für lange Zeiträume an. So konnten sich 85% der ca. 1400 Befragten spontan an einen oder mehrere Lebensmittelskandale erinnern. Am häufigsten wurden der Hormonkälberskandal (1990), der Flüssigeiskandal (1987) und die Nematoden im Fisch (1987) genannt. 62% der Befragten gaben an, ihr Einkaufsverhalten aufgrund dieser Skandale geändert zu haben. Zwei Drittel dieser Personen haben nachhaltig reagiert und mieden zum Zeitpunkt der Befragung das vormals betroffene Lebensmittel immer noch (Hauser 1994a).

Wie auch immer man Lebensmittelskandale definiert und auf sie im einzelnen reagiert, sie betreffen dennoch nur einen verschwindend geringen Teil des gesamten Lebensmittelangebotes und sind überwiegend auf Fahrlässigkeiten und kriminelle Energien einzelner zurückzuführen. Derartiges ist wohl in keinem Lebensbereich mit absoluter Sicherheit auszuschließen. Dennoch erregen Skandale aufgrund der mit ihnen verbundenen Bedrohung hohe Aufmerksamkeit und sind somit eine wichtige Ursache für das Negativimage bestimmter Lebensmittel. Zum Teil sind sie aber auch „den allgemeinen Umweltproblemen zuzuordnen, denen wir aufgrund einer Mischung von blauäugigem Fortschrittsglauben, Nichtwissen und nicht ausreichender Bereitschaft zur Abschätzung der Folgen der Technik gegenüberstehen" (Gierschner 1990). Die Medienberichterstattung nimmt einen wesentlichen Einfluß auf die Wahrnehmung von Lebensmittelskandalen durch die Bevölkerung. Das Risikoverständnis der Medien deckt sich dabei nur selten mit dem des sicherheitstechnisch definierten Risikobegriffes, welchem Schadensausmaß und Schadenswahrscheinlichkeit zugrunde liegen. Aus dem Wissensgebiet der Risikokommunikation stammt die Erkenntnis, daß der Umfang der Berichterstattung über bestimmte Risiken nicht mit der Höhe des Risikos gleichzusetzen ist. Statt dessen korrespondiert der Umfang an Risikoberichten mit der Intensität des gesellschaftlichen Diskussionsprozesses über das entsprechende Thema. Zum Beispiel spiegeln die Medieninhalte über die Umweltsituationen nicht die "objektive" Umweltsituation wider, sondern die gesellschaftliche Behandlung des Umweltthemas (Peters 1994).

Entsprechendes gilt für die Berichterstattung über Lebensmittelskandale bzw. Gesundheitsgefährdungen, die möglicherweise von Lebensmitteln ausgehen. Skandalberichterstattungen in Massenmedien zeugen deshalb nicht nur von unterschiedlichen Skandaldefinitionen der Beteiligten, sondern berichten über teilweise gegensätzliche Wirklichkeitskonstruktionen von Experten, Interessensverbänden, Politikern, Betroffenen usw. Dies erhöht tendenziell die Verunsicherung unter Lesern und Verbrauchern, da die Informationen zu ein und demselben Skandal widersprüchlich ausfallen können. Die Reaktionen sind dann häufig undifferenziert und greifen auch auf nicht vom Skandal betroffene Firmen oder Produkte über. Das ist mit ein Grund dafür, warum ein Skandal, der ein einzelnes Produkt bzw. den einzelnen Unternehmer betrifft, Umsatzeinbußen innerhalb der gesamten Produktgruppe oder sogar Branche verursacht. Lebensmittelskandale werfen jedoch nicht nur ihren Schatten auf Lebensmittelerzeuger und -verarbeiter, sondern sie schaden gleichermaßen dem Ansehen öffentlicher Gesetzgebungs- und Kontrollinstanzen.

## 3.7
## Vertrauensschwund gegenüber öffentlichen Institutionen

Durch tiefgreifende Veränderungen des gesellschaftlichen Wertesystems und skandalöse Vorfälle im Lebensmittelbereich schwindet das Vertrauen gegenüber gesellschaftlichen Institutionen und Autoritäten. Seit Jahren zeugen solide Studien mit Verbrauchern von einem abnehmenden Vertrauen gegenüber den etablierten gesellschaftlichen Institutionen, wie Parteien, Regierungen, Parlamenten, Gerichten, Schulen, Kirchen usw. Dies betrifft, insbesondere in der jüngeren Generation, Industrie, Wissenschafts- und Beratungsinstitutionen sowie Kontrollinstanzen auf dem Ernährungssektor gleichermaßen (Alvensleben 1988). In einer Längsschnittanalyse mit ca. 300 Befragten wurde beispielsweise 1995 in Kiel festgestellt, daß das Vertrauen in die staatliche Lebensmittelkontrolle im Vergleich zu den Jahren 1985 und 1980 abgenommen hat (Alvensleben und Mahlau 1995).

Eine allgemeine Tendenz, überkommenen Autoritätsinstitutionen und nicht zuletzt auch der Autorität der Wissenschaft zutiefst zu mißtrauen, zeichnet sich seit Beginn der 80er Jahre v. a. in der Jugend ab (Bundesministerium für Jugend, Familie und Gesundheit 1983). Der Kölner Sozialforscher Erwin Scheuch stellt fest, daß die Fähigkeit von Institutionen des öffentlichen Lebens und der Politik gesunken ist, durch Zureden Vertrauen zu bewirken. „Je stärker der Vertrauensvorschuß für die Wissenschaft entfällt, um so größer ist der Raum für die politisierende Meinungsbildung, bei der mittels der Medien solche sog. "Gegenwissenschaftler" eine große Chance haben" (Scheuch 1983). Strittige Fachthemen, die heute vielfach über die Medien an die Bevölkerung gelangen, können vom Laien kaum beurteilt werden, genau so wenig die Kompetenz des zitierten Informanten. Dennoch registriert der interessierte Laie die in der Wissenschaft ungeklärten Themen als Streitpunkte, bei denen selbst Autoritäten zu keiner Einigung kommen. Dies kann für die Glaubwürdigkeit von Experten und dem Vertrauen gegenüber wissenschaftlichen Institutionen von Nachteil sein.

Wissenschaftsimmanente Probleme sind jedoch nur eine von mehreren Begründungen für die Verunsicherung von Verbrauchern. Mangelnde Durchführbarkeit von Ernährungsratschlägen öffentlicher Institutionen ist ebenso ursächlich für die Verbraucherverunsicherung. Eindrucksvolle Negativbeispiele gibt es in immenser Anzahl: Die Stiftung Verbraucherinstitut gibt unter der Überschrift „Verbrauchererziehung praktisch" beispielsweise eine Broschüre heraus, die Lehrmaterial für Gesundheitserziehung, Ernährungs- und Umwelterziehung enthält (Stiftung Verbraucherinstitut 1993). Es wird zunächst erklärt, daß zu den landwirtschaftlichen Veredelungsprozessen „sicherlich auch die Verwendung tierischen Eiweißes z. B. aus Schlachtabfällen zur Mast, die Züchtung ertragsreicher Tierrassen und Pflanzenarten sowie zukünftig die durch Genmanipulation erzeugten Pflanzen und Tiere" gehören. Weiterhin wird ausgeführt, daß industrielle Veredelung die Erhöhung des Verarbeitungsgrades von Lebensmittel oder deren Bestandteile bedeutet sowie die „Verarbeitung und Nutzung minderwertiger oder billiger Bestandteile". Angeführt werden dann einige „gebräuchliche und z. T. gemeinhin akzeptierte" Beispiele wie der Zusatz von Fett, Wasser und Knorpel zu Wursterzeugnissen, der Entzug „wertbestimmender Bestandteile wie dem Alkohol beim Light-Bier oder Wein". Letztendlich bekommen die Nutzer dieses Lehrmaterials den Rat, einige einfache Regeln bei der Lebensmittelauswahl zu beachten: „Rohkost ist zu bevorzugen, industrielle Produkte sollten möglichst vermieden werden, auf Tiefkühlprodukte ist weitgehend zu verzichten, obwohl es sich um die nährstoffschonendste Form der Konservierung handelt. Der Herkunftsort und die Jahreszeit sind zu beachten, Mehrwegflaschen zu nutzen, Pappe und Glas dem Kunststoff oder Metall vorzuziehen" (Stiftung Verbraucherinstitut 1993).

Hier werden allgemein wünschenswerte und durchführbare Empfehlungen mit unnötigen und undurchführbaren Ratschlägen vermischt. Die Schlußfolgerungen stehen in diametralem Gegensatz zum eigentlichen Ziel einer Schrift mit erzieherischer Intention, nämlich den Verbraucher zu einer Handlungskompetenz in Sachen gesunder Ernährung zu führen. Abgesehen davon, daß das oben verbreitete "Wissen" mit den technologischen Fakten der Lebensmittelverarbeitung (vgl. Kap. 5) überhaupt nur wenig zu tun hat, wird hier mit dem diffusen Vokabular der Angst gearbeitet. Halbwahrheiten werden verallgemeinert oder gar als gängige Praxis dargestellt.

Wie bereits erwähnt, sind 80-90 % des Lebensmittelangebotes durch die industrielle Fertigung gegangen, ehe sie in den Verkaufsregalen des Lebensmittelhandels angeboten werden. Wenn industriell verarbeitete Lebensmittel gemieden und auf Tiefkühlprodukte verzichtet werden soll, bleibt nur noch ein Bruchteil des Lebensmittelangebotes übrig. Mit dem restlichen unverarbeiteten oder gering verarbeiteten Teil ist es mit sehr guten Ernährungskenntnissen und erhöhtem Aufwand an haushaltlichen Beschaffungs- und -verarbeitungsmaßnahmen sicher möglich, eine jahreszeitlich und regional orientierte Ernährungsweise zu verwirklichen. Dem Großteil der Verbraucherschaft wird es jedoch vermutlich sehr schwer fallen, sich allein dem un- bzw. wenig verarbeiteten Lebensmittelangebot zuzuwenden, auf Tiefkühlprodukte oder anders haltbar gemachte Lebensmittel langfristig zu verzichten. Derartig unrealistische bzw. schlecht durchführbare Empfehlungen führen deshalb zur Verunsicherung von Verbrauchern und auch zu einem Negativimage entsprechender Institutionen.

Noch nie waren die Lebensmittel so gut und noch nie war ihr Image so schlecht? Für den 2. Teil dieser Ausgangshypothese läßt sich zusammenfassen, daß ein Negativimage industriell verarbeiteter Lebensmittel in der Bevölkerung durchaus vorhanden ist und das sich dafür auch unterschiedlichste Ursachen finden lassen. Der 2. Teil der Hypothese hat seine Berechtigung, wenn er auch nicht für das gesamte konventionelle Angebot zu verallgemeinern ist und auch nur auf einen Teil der Bevölkerung zutrifft. Das negative Image der industriell gefertigten Lebensmittel basiert auf gesellschaftlichen Wandlungsprozessen. Auf diese stellen sich Verbraucher, Wissenschaft, Gesetzgeber, Handel und Lebensmittelproduktion v.a. in ihrem Kommunikationsverhalten nur zögerlich ein. Ein schlechtes Lebensmittel-image muß deshalb nicht zwangsläufig auf die Zunahme an Schadstoffen oder ungesunden Produkten zurückgeführt werden. Eine solche eindimensionale Sichtweise würde den gesellschaftlichen Wandel ganz unberücksichtigt lassen. Das Negativimage industriell gefertigter Lebensmittel ist vielmehr Ausdruck nur langsam verlaufender, sozialer Anpassungsprozesse einerseits, unter neuen Produktions- und Distributionsbedingungen des Ernährungsbereiches anderseits. Beide Komponenten bedingen sich gegenseitig.

Wie jedoch die Bewertung der vollständigen Ausgangshypothese letztendlich ausfällt, hängt u. a. davon ab, auf welchem Konzept der gesunden Ernährungsweise die Bewertung basiert. Darum wird es im folgenden Kapitel gehen.

# Kennzeichen einer gesunden Ernährungsweise

## 4.1 Wege zur gesunden Ernährung

Die Definition von Gesundheit und Krankheit vollzieht sich im Spannungsfeld von gesellschaftlichem Kontext, medizinischer bzw. psychosozialer Versorgung (Expertensystem) und individueller Befindlichkeit, Symptomaufmerksamkeit und sozialem Umfeld. Die Mehrzahl der aktuellen Gesundheitsdefinitionen sind Negativbestimmungen. Ihnen liegt die Auffassung zugrunde, nach der Gesundheit die Abwesenheit von Krankheit ist. Hier verlagert sich das Definitionsproblem allerdings nur auf den Begriff der Krankheit. Auch hier besteht dasselbe Problem der Grenzziehung zwischen Normalem und Unnormalem. Die Gesundheitsdefinition der Weltgesundheitsorganisation (WHO; → Glossar) beschreibt Gesundheit hingegen als positiven Wert, bezieht individuelles, körperliches, psychisches und soziales Wohlbefinden mit ein.

Im Gegensatz zur medizinisch-klinischen Gesundheit stellen andere Auffassungen nicht die Abklärung "objektiver" Kriterien im Rahmen der Arzt-Patient-Interaktion in den Vordergrund, sondern betonen die subjektive Einschätzung durch den einzelnen (Bengel und Belz-Merk 1990). Laienannahmen über Gesundheit und Vorsorge müssen als wichtiger Baustein einer umfassenden Theorie des Gesundheitsverhaltens gewertet werden. Denn sie sind gerade für ein mit Hilfe der Ernährung durchgeführtes Präventivverhalten ausschlaggebend.

Gesunde Ernährung ist nur eine von vielen Möglichkeiten, einen persönlichen Beitrag zur Gesundheit zu leisten. Wie diese auszusehen hat, ist allerdings umstritten. Seriöse Wissenschaftler, aber auch fragwürdige Propheten haben mit aufkommendem Gesundheitsbewußtsein zu fast allem geraten, was sich zwischen strikter Askese und unbekümmerter Völlerei bewegt. Denn der Wunsch, sich durch die Ernährungsweise gesund und leistungsfähig zu erhalten, beschäftigte die Menschen zu allen Zeiten. Viele zunächst auf Erfahrung und Intuition beruhende Wege sind dazu in der Geschichte der Ernährung gefunden worden.

Obwohl wir heute von einem enormen Zuwachs wissenschaftlicher Erkenntnisse im Bereich der Ernährung und der Medizin profitieren und damit eine gesunde Ernährungsweise besser beschreiben können als unsere Vorfahren, scheint die gesunde Ernährung von einem großen Teil der deutschen Bevölkerung im Alltag nicht umgesetzt zu werden. Seit Jahren sind die Kosten für ernährungsabhängige Krankheiten (→ Glossar) gestiegen. Die vom Bundesministerium für Gesundheit (BMG) herausgegebene Studie „Ernährungsabhängige Krankheiten und ihre Kosten" zeigt, daß ernährungsabhängige Krankheiten heute direkte Kosten in Höhe von 83,5 Milliarden DM pro Jahr verursachen. Dies ist fast ein Drittel aller Kosten im Gesundheitswesen (BMG 1993). Die Studie wurde jedoch von verschiedenen Seiten kritisiert. Die Kritik entfachte sich v. a. an der Definition der sog. ernährungsabhängigen Krankheiten, auf deren Basis die Kostenberechnungen beruhen. Hier wurden z.B. nach Ansicht des wissenschaftlichen Beirates des BLL sowohl ernährungsbedingte, ernährungs*mit*bedingte und diätetisch beeinflußbare Erkrankungen subsumiert. Dadurch wird ein direkter kausaler Zusammenhang zwischen Ernährungsfaktoren und bestimmten Krankheiten unterstellt. Viele Krankheiten, die in der Studie als ernährungsabhängig bezeichnet werden, gelten jedoch als multifaktoriell bedingt (BLL 1994), sind also *nicht allein* auf Ernährungsfaktoren zurückzuführen. Im Gleichklang mit dieser Kritik an Studie und Definition sollten die 83 Mrd. DM angeblich ernährungsabhängiger Krankheitskosten nicht mit künftigen Kosteneinsparungspotentialen durch ein verbessertes Ernährungsverhalten gleichgesetzt werden.

Bestimmte Zivilisationskrankheiten weisen einen eindeutigen Zusammenhang zur Ernährung auf (Karies, Adipositas, Jodmangelerkrankungen u. a.). In diesen Fällen müssen sich Ernährungserziehung, -aufklärung und -information auch darauf konzentrieren, auf das Ernährungsverhalten der Bevölkerung einzuwirken. Ernährungsabhängige Krankheiten sollten aber als das gesehen werden, was sie sind: Nämlich nur *ein* erklärender Aspekt in der Geschichte der Kostenexplosion des deutschen Gesundheitswesens. Dieser Einzelaspekt muß jedoch immer in Relation zu anderen Kostendimensionen wie dem medizinisch-technischem Fortschritt oder auch der veränderten Altersstruktur der deutschen Bevölkerung gesetzt werden.

Offensichtlich resultiert ein ungünstiges Ernährungsverhalten der Bevölkerung auch nur zu einem geringen Teil aus mangelhaftem Gesundheits- bzw. Ernährungswissen. Welche Kriterien die Bevölkerung einer gesunden Ernährung beimißt, wurde in der „Nationalen Verzehrsstudie" (NVS) von 1992 herausgefunden. Hier wurden im Auftrag des Bundesministeriums für Forschung und Technologie (BMFT) mehr als 24.000 Personen zu ihrem Ernährungsverhalten befragt, mehr als 11.000 Personen davon auch zu ihren Einstellungen und ihrem Wissen in bestimmten Ernährungsfragen. Neben vielen

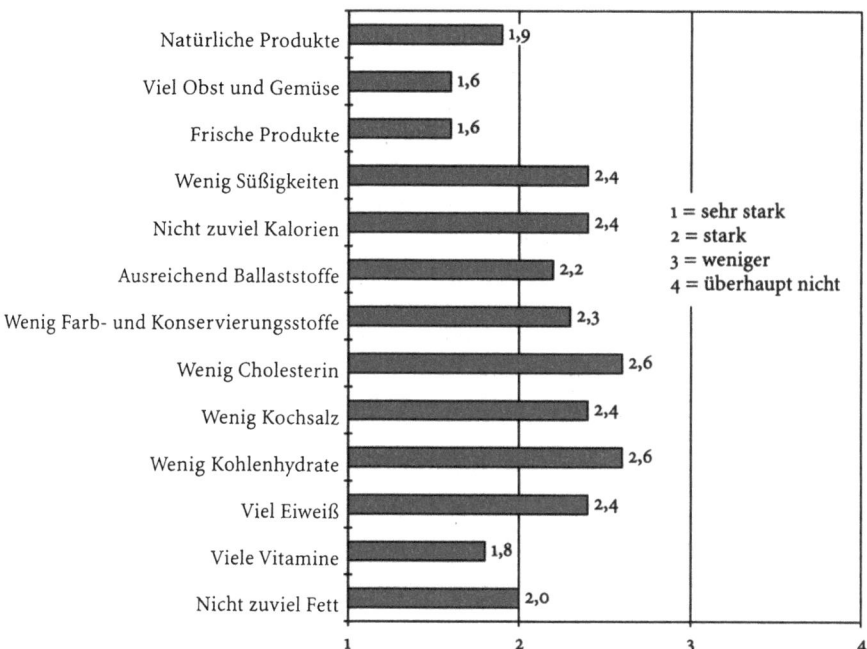

**Abb. 4.1** Antworten (Mittelwerte) zur Frage „Worauf achten Sie bei Ihrer Ernährung im allgemeinen?" (Nach Projektträgerschaft 1992)

anderen Fragen sollten die Teilnehmer der Studie auch sagen, worauf sie in der Ernährung im allgemeinen sehr stark, stark, weniger oder überhaupt nicht achten. In der Abb. 4.1 sind die Mittelwerte zu den entsprechenden Antwortvorgaben dargestellt. Ein geringer Wert entspricht dabei einer hohen Aufmerksamkeit durch die Verbraucher, ein hoher Mittelwert hingegen einer geringen Beachtung.
Als Hauptkriterien gaben die Befragungspersonen an, auf eine gute Vitaminversorgung zu achten und auch auf Frische, einen hohen Anteil pflanzlicher Produkte und Natürlichkeit. Eine andere Frage bezog sich auf die Einschätzung der Teilnehmer bzgl. verschiedener Risikofaktoren der Ernährung. Die Hauptrisiken sahen die Befragten damals v.a. in einseitigem und zu übermäßigem Essen, zuviel Fett und zuviel Alkohol. Im zu häufigen Essen und in einem zu hohen Eiweißanteil in der Ernährung sahen die Befragten nur ein geringes Risiko.
Diese Ergebnisse zeigen deutlich, daß die „Plus- und Minuspunkte" in der Ernährung überwiegend richtig eingeschätzt werden. Die Menschen wissen offensichtlich, was für sie gesund oder weniger gesund ist. Anders allerdings stellt sich die Situation dar, wenn es darum geht, dieses Wissen in die tägliche Praxis umzusetzen.

Öffentliche Ernährungsberatungseinrichtungen fragen sich mittlerweile kritisch, warum ihre Beratungsbemühungen bisher so wenig erfolgreich waren. Eine Studie zur Strukturanalyse der Ernährungsberatung in der Bundesrepublik Deutschland hat gezeigt, daß soziale Aspekte wie Eßkultur, Essen als Gemeinschaftserlebnis und Ausdruck von Wohlbefinden usw. im Gegensatz zur ernährungsphysiologischen Wissensvermittlung in der Ernährungsberatung lediglich eine untergeordnete Rolle spielen (Agrarsoziale Gesellschaft 1988).

Die Einteilung in gesunde und ungesunde Lebensmittel ist im alltäglichen Ernährungsverhalten schlecht umsetzbar und nicht erfolgversprechend. Zwar gibt es Lebensmittel, die aufgrund ihrer positiven Wirkungen öfter gegessen werden sollten als andere. Dennoch brauchen diejenigen Lebensmittel, deren physiologische Wirkung indifferent oder negativ zu beurteilen ist, nicht grundsätzlich vom Teller verbannt zu werden. Es gibt eben nur eine gute oder schlechte *Kombination*. Künftig sollte die Konzentration auf die kombinierte Wirkungsweise von "gesunden" und "ungesunden" Lebensmitteln mehr im Vordergrund stehen. Die wichtigste Frage sollte lauten: Wie können wir unsere Teller so füllen, daß die positiven Wirkungen der Lebensmittel die negativen ausgleichen?

Dazu gibt es viele Wege. Einige von ihnen sind überwiegend weltanschaulich geprägt (Vollwerternährung, Vegetarismus, Makrobiotik, anthroposophische Ernährung). Auch kommerziell geprägte Möglichkeiten (Modediäten, Fitness- oder Wellnessprodukte) wurden in der Vergangenheit als gangbarer Weg zur gesunden Ernährung angepriesen. Daneben gibt es die überwiegend von den Erkenntnissen der Naturwissenschaften geprägten Ernährungsweisen (Diätetik, vollwertige Ernährung der DGE) und auch epidemiologisch begründbare Ernährungswege. Denkbar sind auch Kombinationen der verschiedenen Ansätze.

Diesen Wegen gemeinsam ist ein Appell an das eigenverantwortliche Handeln der Menschen; die Wahrnehmung von mehr Eigenverantwortlichkeit im Ernährungsbereich ist hier gefordert. Gerade jedoch in bezug auf die Lebensmittelqualität und somit die Qualität der Ernährungsentscheidungen liegt bei weitem nicht alles im Verantwortungsbereich der Verbraucher (Tabelle 4.1).

Obwohl Verbraucher auf externe Verantwortungsbereiche wenig Einfluß haben, bieten sich dennoch Möglichkeiten zur eigenverantwortlichen Gestaltung der Ernährung. Dies gilt etwa für die bewußte Auswahl von Lebensmitteln und die Nutzung vorhandener Informationsmöglichkeiten.

Einer der Wege zu einer gesünderen Ernährung ist die vollwertige Ernährungsweise der DGE. Aufgrund ihres rationalistischen Hintergrundes ist ihre praktische Umsetzung jedoch sehr schwierig. Weltanschaulich geprägte Gruppen, die zu den Ernährungsempfehlungen eine Lebensphilosophie liefern, haben es da deutlich leichter (Erbersdobler und Trautwein 1994). Hinter

**Tabelle 4.1** Verantwortungsbereiche für gesunde Nahrung und vollwertige Ernährungsweise. (Nach Erbersdobler und Trautwein 1996)

*Überwiegend externe Verantwortung*
1. Gehalt an Schadstoffen, Lebensmittelkontaminanten usw.
2. Verwendung hochwertiger Ausgangsmaterialien, sorgfältiger Umgang mit Zusatzstoffen und Nährstoffänderungen, schonende Be- und Verarbeitung (moderne Technologie)
3. Abwesenheit pathogener bzw. verderbniserregender Mikroorganismen

*Zunehmende Eigenverantwortung*
4. Auswahl und Zubereitung der Lebensmittel im Sinne einer bedarfsgerechten Ernährung
5. Beachtung des „Gesundheitswerts" der Nahrung (Energie-Fett-Gehalt, Fettqualität, Kochsalz, Zucker, Kalzium usw.
6. Auswahl und Aufnahme von Lebensmitteln mit hohem Gehalt an nichtnutritiven („sekundären") Inhaltsstoffen
7. Berücksichtigung „probiotisch" wirksamer Lebensmittel
8. Gesunde Lebensweise (Nichtrauchen, mäßiger Alkoholkonsum, sportliche Betätigung)

den Empfehlungen der DGE steht ein überwiegend naturwissenschaftlich-ernährungsphysiologisch geprägter Wissensschatz, welcher nicht in bestimmte Ge- und Verbote mündet, sondern zehn allgemeine Verhaltensregeln in den Vordergrund stellt. In Tabelle 4.2. sind die Hauptgrundsätze der vollwertigen Ernährung aufgeführt.

Auch andere Konzepte der gesunden Ernährung (z. B. Vegetarismus, Vollwerternährung) können zu einer durchschnittlich gesünderen Ernährungsweise führen und sind bzgl. der Meidung von Risikofaktoren besser einzustufen als die in Deutschland derzeit übliche Mischkost. Allerdings gehen die alternativen Konzepte in ihren Forderungen erheblich über die DGE-Empfehlungen hinaus, was deren Einhaltung mehr erschwert als dies bei den 10 Regeln für die vollwertige Ernährung der Fall ist. Für eine "gesunde Ernährungsweise" der Bevölkerung wäre deshalb schon viel gewonnen, wenn wenigstens die Grundsätze der vollwertigen Ernährung das Ernährungsverhalten der Bevölkerung prägen würden. Um den Beitrag der industriellen Lebensmittelfertigung im Rahmen einer gesunden Ernährungsweise diskutieren zu können, werden wesentliche Kennzeichen einer gesunden Ernährungsweise nachfolgend kurz vorgestellt.

**Tabelle 4.2** Die 10 Regeln der DGE für eine vollwertige Ernährung

| | |
|---|---|
| 1. | Vielseitig – aber nicht zuviel |
| 2. | Weniger Fett und fettreiche Lebensmittel |
| 3. | Würzig – aber nicht salzig |
| 4. | Wenig Süßes |
| 5. | Mehr Vollkornprodukte |
| 6. | Reichlich Gemüse, Kartoffeln und Obst |
| 7. | Weniger tierisches Eiweiß |
| 8. | Trinken mit Verstand |
| 9. | Öfter kleine Mahlzeiten |
| 10. | Schmackhaft und nährstoffschonend zubereiten |

## 4.2
## Was gehört zur gesunden Ernährung?

### 4.2.1
### Vielfalt und Genuß

Für den Menschen gibt es kein Lebensmittel, das eine kontinuierliche Bedarfsdeckung mit allen Nährstoffen garantiert. Das einzige Lebensmittel, das einer solchen Anforderung kurzfristig entspricht, ist die Muttermilch. Abgesehen von Hunger und Durst existiert beim Menschen auch kein Bedürfnis, bestimmte, für die Gesundheit erforderliche Nährstoffrelationen einzuhalten. Deshalb ist es sinnvoll, möglichst viele und möglichst verschiedene Lebensmittel miteinander zu kombinieren. Dadurch wird zum einen die Zufuhr der benötigten Nährstoffe garantiert, zum anderen die Aufnahme schädlich wirkender Stoffe minimiert, die in einigen Lebensmitteln vorhanden sein können. Viele Lebensmittel enthalten native Inhaltsstoffe, die, regelmäßig und in hoher Dosis aufgenommen, eine toxische Wirkung entfalten können (dazu auch Abschn. 5.4.3). Eine vielseitige Ernährung mit Produkten unterschiedlichen biologischen Ursprungs verhindert eine zu hohe Aufnahme bestimmter einzelner gesundheitsschädlicher Lebensmittelinhaltsstoffe. Einen weiteren Schutz gegen einen Großteil natürlicher Inhaltsstoffe mit schädigender Wirkung gewähren die Maßnahmen der Lebensmittelverarbeitung (vgl. Abschn. 5.4).
Vielfalt und Abwechslung in der Lebensmittelauswahl verhindern zudem die Eintönigkeit in der Ernährung. Letzteres ist wohl gerade unter dem Vorzeichen des Genießens eine wichtige Voraussetzung.
Über Genuß beim Essen gibt es viele Vorstellungen. In der Iglo-Forum-Studie „Genußvoll essen – bewußt ernähren" (1991) stuften sich fast 80% der

Befragten, was das Essen angeht, als Genießer ein. Dabei legten die Befragungspersonen besonderen Wert auf den guten Geschmack (Westdeutschland: 46,4%, Ostdeutschland: 48,0%), gesundes und bekömmliches Essen (Westdeutschland: 11,6%, Ostdeutschland: 6,3%), eine gemütliche, angenehme Atmosphäre (Westdeutschland: 10,2%, Ostdeutschland: 14,8%), einen schön gedeckten Tisch und gutes Aussehen der Speisen (Westdeutschland: 9,2%, Ostdeutschland: 19,8%).

Was heißt es aber „gut zu leben" oder „gut zu essen"? Spontan und mit Sicherheit kann auf die Nutzung einer großen Bandbreite vorhandener Alternativen ästhetischer, kultureller oder (ernährungs)physiologischer Art verwiesen werden. Unabhängig vom betrachteten Zeitalter gehört die Vielfalt des Angebotes zur unumstrittenen Komponente des Genießertums. So sei z.B. an jene Gastrosophen des frühen 19. Jahrhunderts erinnert, die sich zur Erforschung des Eßgenusses sowohl mit den Freuden der Tafel als auch mit der Physiologie der eßbaren Substanzen befaßten, sowohl mit der Ästhetik der Eßkunst als auch mit Ökonomie und Ökologie. Sie waren letztendlich auch mit Diätetik und mit der Kochkunst beschäftigt (Rath 1993).

Zum Genuß des Essens gehört das *bewußte* Nutzen und Genießen eines vielfältigen und gesunden Lebensmittelangebotes. Zugleich darf aber das *unbewußte* Genießen, welches Denken und Handeln ebenso bestimmt, nicht unberücksichtigt bleiben. Das reiche Angebot unseres heutigen Lebensmittelmarktes ist dazu geeignet, einen großen Teil bewußter Wünsche und unbewußter Präferenzen zu erfüllen. Im Zuge der Industrialisierung ist eine Vielfalt der angebotenen Lebensmittel entstanden, die den Verbrauchern ohne regionale oder jahreszeitliche Einschränkungen stets zur Verfügung steht. Besonderheiten des Lebensmittelangebotes sind mit zunehmender regelmäßiger Verfügbarkeit fast aller vorstellbarer Lebensmittel z.T. abhanden gekommen. In dieser unübersichtlichen Situation wird zu manchen Lebensmitteln häufiger gegriffen, als es der Gesundheit zuträglich ist. Wenn Menschen über alle Lebensmittel zu jeder Zeit und an jedem Ort verfügen können, treffen sie häufig eine falsche Lebensmittelauswahl. Andere Lebensmittel, die mit Sicherheit zu einer gesünderen Ernährung beitragen, bleiben dagegen unberücksichtigt. Die Gratwanderung zwischen Genuß- und Gesundheitsorientierung fällt in Zeiten der Vielfalt zu häufig zuungunsten der langfristigen Gesunderhaltung aus. Es ist aber darauf hinzuweisen, daß gerade ein vielfältiges Lebensmittelangebot hervorragende Chancen bietet, durch die persönliche Lebensmittelauswahl einen Beitrag zur eigenen Gesundheit zu leisten und trotzdem die Freude am Essen nicht aus den Augen zu verlieren. Allerdings setzt dies sowohl Kenntnisse und persönliche Erfahrung in Ernährungsfragen als auch Handlungen in dieser Richtung voraus.

## 4.2.2
### Angepaßte Menge

Die Auffassungen vom Genuß beinhalteten in der Geschichte des Essens häufig (schon aus Gründen der Nahrungsknappheit) auch Momente der vernunftsgemäßen Beschränkung. Die "Fresser und Prasser" – insbesondere die Reichen und Einsamen – waren beliebtes Thema künstlerischer Darstellungen aller Art. Demnach gesellen sich mit Beginn des 19. Jahrhunderts zu den "Gourmets und Gourmands" auch die Gastronomen und Gastrosophen „als wissenschaftliche und philosophische Varianten des Essers hinzu, die sich bisweilen nicht vom Verdacht befreien konnten, kultivierte Fresser zu sein" (Ottomeyer 1993).
Eßlust lebt von der Beschränkung – dieser bedauerliche, durchaus aber sinnvolle Sachverhalt wird von Pudel (1995) für die Leibgerichte der Menschen beschrieben, ist aber nicht nur auf die *Art* der Gerichte, sondern auch auf die *Menge* der Gerichte anwendbar. "Ungezügelter Genuß" hat wegen des damit verbundenen Überangebotes an Kalorien langfristig gravierende Folgen für das gesundheitliche Befinden.
In den meisten empfohlenen Ernährungsweisen wird auf ein ausgeglichenes Verhältnis von Energiebedarf und Energiezufuhr besonderen Wert gelegt. Auch wenn Ernährungsempfehlungen nicht immer dem Spaß am Essen genügend Spielraum lassen: Hinweise zum maßvollen Umgang mit Kilokalorien oder Kilojoules fehlen selten.
Die Forderung nach der angepaßten Energiemenge ergibt sich, abgesehen von den gesundheitsökonomischen Folgekosten des Übergewichtes, auch aus den gesellschaftlichen Rahmenbedingungen des Industriezeitalters. Menschen in hoch industrialisierten Gesellschaften verrichten immer weniger körperlich schwere Arbeit. Durch die Automatisierung vieler Lebensbereiche besteht für viele Menschen die Gefahr der Bewegungsarmut und der damit verbundenen Folgen. Noch um die Jahrhundertwende war der größte Teil des beruflichen Alltags von körperlich schweren Tätigkeiten bestimmt. Körperlich leichte oder mittelschwere Verrichtungen hingegen waren selten.
Dies schlägt sich auch in hohen Energiebedarfszahlen für verschiedene Berufsgruppen nieder. Die Tabelle 4.3 weist unterschiedliche Daten des Energieverbrauches für verschiedene Berufe aus, wie sie 1912 von dem Mediziner Pincussohn aus verschiedenen Quellen zusammengetragen worden sind.
Heute sind die Verhältnisse gerade umgekehrt: Die berufliche Arbeit besteht überwiegend aus leichten oder mittelschweren körperlichen Tätigkeiten mit einem relativ geringen Energieverbrauch (z.B. Schreibtischarbeit). Es ist eindeutig, daß der tägliche Energiebedarf durch diese Entwicklung erheblich sinkt und deshalb auch die Eß- und Bewegungsgewohnheiten an diese Rahmenbedingungen angepaßt werden müssen.

Das "richtige Gewicht" ist vor dem Hintergrund ernährungswissenschaftlicher und medizinischer Erkenntnisse heute nicht mehr vornehmlich eine Frage des persönlichen Befindens. Zusätzlich zum individuell definierten "Wohlfühlgewicht" müssen Alter, Geschlecht und körperliche Konstitution berücksichtigt werden. Nach diesen Gesichtspunkten kann eine objektive Bewertung des Gewichtes schon seit längerer Zeit erfolgen. Für wissenschaftliche Beurteilungen ist der sog. Body-Mass-Index (BMI → Glossar) international anerkannt, da er die o.g. Kriterien miteinbezieht und auf diese Art und Weise Über-, Unter- und Normalgewicht voneinander abgrenzt.

Ein erhöhtes Risiko für das Entstehen ernährungsabhängiger Krankheiten besteht beim Übergewicht, mit dem ein zu großer Teil der deutschen Bevölkerung heute zu kämpfen hat. Beim Essen auch auf dessen Energiegehalt zu achten, scheint vielen Menschen zwar ein Bedürfnis zu sein. Die Angst, ein akzeptables Gewicht nicht realisieren zu können, ohne dabei einen Teil der Lebensfreude einzubüßen oder gar zum "Ernährungsasketen" zu werden, ist aber offensichtlich immer noch größer als die Gewißheit, daß es auch anders geht. Denn eine ausgewogene Menge an Energie muß nicht zwangsläufig durch penibles Kalorienzählen, sondern kann auch durch einen allgemein erhöhten Anteil an pflanzlichen Lebensmitteln bewirkt werden.

### 4.2.3
### Ausgewogene Nährstoffrelation

Zum gesunden Essen gehört eine ausgewogene Nährstoffrelation. Kohlenhydrate, Fette und Eiweiße sollen in einem ausgewogenen Verhältnis zueinander aufgenommen werden. Ernährungswissenschaft und Medizin empfehlen uns die Einhaltung einer mathematischen Relation: Durchschnittlich mehr als 50% der pro Tag aufgenommenen Energie sollten aus Kohlenhydraten stammen, 25–30% aus Fett und der restliche Anteil aus Eiweißen. Empfohlen wird

Tabelle 4.3 Täglicher Energiebedarf von Personen unterschiedlicher Berufe. (Nach Pincussohn 1912)

| Person und Tätigkeit | kcal | Person und Tätigkeit | kcal |
| --- | --- | --- | --- |
| Bayrischer Waldarbeiter | 5589 | Junger Arzt | 2602 |
| Arbeiter | 3090 | Arbeiter in Ruhe | 2458 |
| Englischer Schmied | 3780 | Soldat im Frieden | 2424 |
| Soldat im Felde | 2852 | Wohlhabende Frau (71 kg) | 2259 |
| Handwerker (Schreiner) | 2835 | Näherin (London) | 1688 |
| Arzt in Berlin (76 kg) | 2757 | | |

diese Nährstoffrelation, weil sie die Bedarfsdeckung des Körpers mit Energie und essentiellen Nährstoffen nach dem heutigen Erkenntnisstand am besten gewährleistet.

Es ist natürlich nicht ohne Bedeutung, welche Kohlenhydrate, welche Fette und welche Eiweiße aufgenommen werden sollten. Dies auszuführen würde den Rahmen dieser Arbeit sprengen. Hingewiesen sei nur auf folgendes: Für die Kohlenhydratversorgung sind neben den einfach aufgebauten Zuckern (Glukose, Fruktose u.a.) v.a. sog. komplexe Kohlenhydrate von Bedeutung. Zu diesen zählen auch die Ballaststoffe, die für eine gesunde Ernährung unerläßlich sind. Ballaststoffe gehen jedoch nicht mit in die Nährstoffrelation ein, da sie nicht zu den Energielieferanten zählen. Für die Fettzusammensetzung gilt ein Verhältnis von 1/3 gesättigter Fettsäuren, 1/3 einfach ungesättigter Fettsäuren und 1/3 mehrfach ungesättigter Fettsäuren als positiv und ausgewogen. Die Proteine sollten sowohl aus tierischen als auch aus pflanzlichen Lebensmitteln stammen.

### 4.2.4
### Vitamine und Mineralstoffe

Die derzeit bekannten positiven Wirkungen von Vitaminen und Mineralstoffen auf Leistungsfähigkeit und Wohlbefinden sind sehr vielfältig. Vitamine sind lebensnotwendige organische Verbindungen, die in ganz geringen Mengen für Wachstum und Erhaltung des Körpers benötigt werden. Mineralstoffe gewährleisten die Aufrechterhaltung verschiedener Körperfunktionen und werden für die Körperstruktur (Stützelemente, Gewebe und Zellen, Flüssigkeiten) benötigt.

Seitdem man erkannt hat, daß es essentielle Nährstoffe gibt, ohne die Menschen ihre Gesundheit nicht dauerhaft erhalten können, versuchen Physiologen herauszufinden, welche Mengen dieser Nährstoffe pro Tag aufgenommen werden sollten, um optimale Bedingungen für Wachstum, Leistungsfähigkeit und Lebenserwartung zu schaffen. Genau so wie für die Hauptnährstoffe Eiweiß, Fett und Kohlenhydrate werden auch für die Zufuhr von Vitaminen und Mineralstoffen Empfehlungen, Richtwerte und Schätzwerte veröffentlicht.

Bei offiziellen Nährstoffempfehlungen, z.B. der Food and Agriculture Organization (FAO), der WHO und der DGE, ist zu berücksichtigen, daß sich diese am Auftreten von Mangelerscheinungen orientieren. Experten der FAO und der WHO definierten 1967 den minimalen Nährstoffbedarf als kleinste Menge eines Nährstoffes, die zur Verhinderung von Mangelerscheinungen erforderlich ist (FAO/WHO 1970a).

Die empfohlenen Mengen für die tägliche Zufuhr an essentiellen Nährstoffen beinhalten einen bestimmten Sicherheitszuschlag zu diesem minimalen Nährstoffbedarf, der die individuellen Bedarfsmengen von Einzelpersonen ausgleichen soll. Besondere physiologische Bedingungen wie das Wachstum, die Schwangerschaft oder die Stillperiode erhöhen den Bedarf an vielen Nährstoffen. Diesen besonderen Lebensumständen wird deshalb in gesonderten Empfehlungen Rechnung getragen. Werden diese Mengen durchschnittlich mit der Nahrung aufgenommen, ist eine gute Voraussetzung für die Gesundheit von fast allen Menschen garantiert (FAO/WHO 1970b).

Die "Orientierung am Mangel" wird häufig kritisiert. In einigen Publikationen sprechen sich die Autoren für höhere Empfehlungen aus, die nicht nur zur Verhütung von Mangelkrankheiten, sondern auch zur Vorbeugung ernährungsabhängiger Krankheiten geeignet sind. Dies trifft insbesondere für die Vitamine C, E und A zu, deren antioxidative Wirkung im Zusammenhang mit der Krebsprävention diskutiert wird. Aus den verschiedenen Expertenanschauungen resultieren Nährstoffempfehlungen, die sich im internationalen Vergleich z.T. erheblich voneinander unterscheiden (Tabelle 4.4).

Man erkennt an diesen unterschiedlichen Empfehlungen, daß die Beurteilung der tatsächlichen Vitamin- und Mineralstoffversorgung von Bevölkerungsgruppen ein Definitionsproblem ist. Die Aussage über ein Zuviel oder Zuwenig in der Nährstoffversorgung kann also nur so gut sein, wie die wissenschaftlich begründbare Empfehlung, mit der sie verglichen wird.

Anknüpfend an die in Abschn. 3.7 angeführten Argumente können die von Land zu Land unterschiedlichen, aber auch die im Zeitablauf wechselnden Zufuhrempfehlungen als Mitverursacher von Verunsicherung der Verbraucher gegenüber der Wissenschaft gelten. Die Zufuhrempfehlungen sind keine Beurteilungsgrundlage für die Qualität der Ernährungsweise und für Laien nur schwer interpretierbar. In der alltäglichen Ernährungspraxis gesunder

Tabelle 4.4 Zufuhrempfehlungen pro Tag für Kalzium, Vitamin C und Vitamin $B_{12}$ verschiedener Kommissionen. (Nach Gaßmann und Kübler 1994)

| Nährstoff | SCF [a] | RDA [b] | DGE [c] |
|---|---|---|---|
| Kalzium | 700 mg | 1200 mg | 1000 mg |
| Vitamin C | 40–45 mg | 60 mg | 75 mg |
| Vitamin $B_{12}$ | 1,4 µg | 2,0 µg | 3,0 µg |

[a] SCF: Commission of the European Communities, Scientific Committee for Food: Nutrient and energy intakes for the European Community, 1992
[b] RDA: Recommended Dietary Allowances: National Research Council, Washington, 1989
[c] DGE: Empfehlungen für die Nährstoffzufuhr, 1991

Menschen ist es sehr problematisch, die einzelnen Milli- oder Mikrogramm für Vitamine oder Mineralstoffe zur hauptsächlichen Bemessungsgrundlage der Qualität der Ernährung zu erheben. Allein durch eine Erhöhung des Anteils an pflanzlichen Lebensmitteln, wie sie beispielsweise durch die zehn Regeln für eine vollwertige und gesunde Ernährung von der DGE vorgeschlagen wird, könnten die Vitamin- und Mineralstoffversorgung erheblich verbessert und die Energiedichte verringert werden.

Bestrebungen, diese unterschiedlichen Nährstoffempfehlungen anzugleichen, werden seit geraumer Zeit unternommen. Ein erstes Ergebnis sind die europäischen Daten (Tabelle 4.4), die jedoch z.T. erheblich unter den deutschen Empfehlungen liegen. Die Vereinheitlichung wäre jedoch auch im Sinne einer optimalen Verbraucher-information und würde die Lebensmittelkennzeichnung erleichtern. Auch unter dem Gesichtspunkt der Qualitätsnormen bei der industriellen Lebensmittelverarbeitung wären eindeutige Entscheidungen der wissenschaftlichen Gremien von Bedeutung.

### 4.2.5
### Viele Ballaststoffe

Weil Ballaststoffe außerordentlich günstige Wirkungen im Körper entfalten, zählen sie zu den wichtigen Elementen einer gesunden Ernährung. Es handelt sich überwiegend um Kohlenhydrate pflanzlichen Ursprungs, welche im Dünndarm nicht enzymatisch abgebaut werden und folglich den Dickdarm erreichen. Für eine gesunde Ernährungsweise haben sie vielfältige positive Wirkungen, z.B. besitzen sie eine hohe Sättigungswirkung und verringern gleichzeitig die Energiedichte der Nahrung.

Hinweise, daß ernährungsabhängige Krankheiten durch eine erhöhte Ballaststoffzufuhr beeinflußt werden können, gibt es seit mehreren Jahrzehnten. Bereits vor 40 Jahren stellten englische Ärzte in Afrika und Indien fest, daß viele der in den westlichen Industrieländern zunehmenden Krankheiten dort extrem selten sind. Als Erklärung für diese Häufigkeitsunterschiede wurden Hypothesen über den Zusammenhang von der Höhe der Ballaststoffzufuhr und dem Auftreten von Krankheiten in den westlichen Ländern aufgestellt. Seither konnten viele wünschenswerte Effekte von Ballaststoffen im Verdauungssystem nachgewiesen werden. Dazu gehören neben der "Energieverdünnung" der aufgenommenen Nahrung z.B. eine verzögerte Magenentleerung, die Verbesserung der Konsistenz des Speisebreis, die Bindung bestimmter Substanzen (Schwermetalle und Xenobiotika) und auch eine Motilitätssteigerung der Darmwand (Ketz 1990). Ballaststoffe könnten für einige Krebsarten (z.B. den Dickdarmkrebs) antikanzerogene Wirkungen besitzen. Sie scheinen

auf den Eigenschaften der Ballaststoffe zu beruhen, erstens einige Kanzerogene binden zu können und zweitens auf der Fähigkeit, das Stuhlgewicht zu erhöhen und die Transitzeit der Nahrung durch den Verdauungstrakt zu verkürzen. Andere Wirkungszusammenhänge werden diskutiert.
Die Wirksamkeit der Ballaststoffe hängt jedoch von der Zusammensetzung der Nahrung (pH-Wert des Speisebreis, aufgenommene Fettmenge) und der Aufnahmeform (isoliert oder im Lebensmittelverbund) ab (Watzl u. Leitzmann 1995). Ihre Wechselwirkungen mit anderen Nahrungskomponenten, z.B. den sekundären Pflanzenstoffen, sind aber noch nicht vollständig erforscht. Bisher lautet die Empfehlung der DGE wegen der allgemein positiven physiologischen Wirkungen pro Tag mindestens 30 g Ballaststoffe mit der Ernährung aufzunehmen. Mindestens die Hälfte davon sollte aus Getreideprodukten stammen. Im Zusammenhang mit einer möglichst hohen Aufnahme an Ballaststoffen ist auch eine ausreichende Flüssigkeitszufuhr notwendig.

## 4.2.6
### Ausreichende Flüssigkeitsmengen

Bei einem Erwachsenen entfallen 60% des Körpergewichts auf das Körperwasser; bei Säuglingen und Kleinkindern ist dieser Anteil noch höher. Der tägliche Mindestbedarf an Flüssigkeit beträgt für den gesunden Erwachsenen etwa 1–1,5 Liter. Empfohlen wird deshalb, mindestens 2,5 Liter täglich aufzunehmen. Der Bedarf hängt von den klimatischen Bedingungen und dem Ausmaß an körperlicher Aktivität (z.B. körperlicher Leistungen in Beruf und Freizeit) ab. Auch das Alter ist ein wichtiger Einflußfaktor. Säuglinge und Kleinkinder haben gegenüber Erwachsenen einen erhöhten Flüssigkeitsbedarf. Im Alter läßt oftmals auch das Durstgefühl nach, dennoch ist der Bedarf nicht wesentlich verringert. Insbesondere ältere Menschen sollten deshalb auf eine ausreichende Flüssigkeitsaufnahme achten.
Ein geringer Teil der notwendigen Flüssigkeitsmenge kann durch Speisen bzw. durch das Wasser gedeckt werden, das beim Abbau von Energielieferanten (Kohlenhydrate, Fette, Eiweiße) im Körper entsteht. Der größte Teil muß jedoch über Getränke aufgenommen werden. Der Flüssigkeitsbedarf sollte v.a. durch geeignete Getränke wie Frucht- und Gemüsesäfte, Milch, energiearme Getränke, ungesüßten Tee und Mineralwasser gedeckt werden.

**Tabelle 4.5** Gesundheitsfördernde Wirkungen von sekundären Pflanzenstoffen. (Nach Watzl und Leitzmann 1995)

antikanzerogen,
antimikrobiell,
antioxidativ,
antithrombotisch,
immunmodulierend,
entzündungshemmend,
blutdruckregulierend,
cholesterinspiegelsenkend,
blutglukoseregulierend,
verdauungsfördernd.

### 4.2.7 Sekundäre Pflanzeninhaltsstoffe

Sekundäre Pflanzeninhaltsstoffe werden z.B. von den Pflanzen als Abwehrstoffe gegen Schädlinge und Krankheiten, als Regulatoren für das eigene Wachstum oder als Farbstoffe gebildet. Zu ihnen zählen verschiedene chemische Stoffklassen, wie Carotinoide, Phytosterine, Saponine, Phytinsäure u.a. Bis vor wenigen Jahren gingen die meisten Wissenschaftler davon aus, daß sich sekundäre Pflanzenstoffe auf die menschliche Gesundheit überwiegend negativ auswirken, da einige von ihnen die maximale Verwertung der Nährstoffe einschränken können. Mittels Zucht- und Verarbeitungsmaßnahmen pflanzlicher Rohstoffe wurde deshalb lange Zeit versucht, den Gehalt sekundärer Inhaltsstoffe zu senken. In aktuellen Studien beschäftigen sich Wissenschaftler auch mit den positiven Wirkungen. Hierbei werden auch gesundheitsfördernde Wirkungen sekundärer Pflanzenstoffe beleuchtet. Watzl und Leitzmann beschreiben das Spektrum positiver Wirkungen von sekundären Pflanzenstoffen (Tabelle 4.5).

Über die Wirkungs*mechanismen* dieser Pflanzeninhaltsstoffe weiß man bisher noch sehr wenig. Dennoch scheint es so zu sein, daß einige dieser Stoffe in reiner, isolierter Form eine schlechtere Wirkung besitzen als in ihrer natürlichen Kombination in der Pflanze. Flavonoide beispielsweise kommen in Kopfsalat, Erdbeeren, Himbeeren, Weintrauben oder Fenchel vor. Ein Gemisch verschiedener Flavonoide kann beim Menschen die Wirkung von Vitamin C unterstützen. Für diese Eigenschaft werden v.a. die Flavonoide Rutin und Hesperidin verantwortlich gemacht. Diese beiden Stoffe sind jedoch in reiner Form weit weniger wirkungsvoll als im Extrakt beispielsweise von Weintrauben (Schmidbauer 1995).

Eine überwiegend pflanzliche Ernährung, wie sie u. a. von der DGE empfohlen wird, gewährleistet eine ausreichende Versorgung auch mit sekundären Pflanzeninhaltsstoffen (DGE 1995 a). Eine obst- und gemüsereiche Ernährung ist der sicherste Weg, um die Schutzwirkungen dieser Stoffe für die menschliche Gesundheit nutzbar zu machen.

## 4.2.8
### Schadstoffarme Lebensmittel

In Lebensmitteln können sich viele Inhaltsstoffe befinden, die im Hinblick auf eine gesunde Ernährung unerwünscht sind. Diese Stoffe werden allgemein unter dem Begriff "Schadstoffe" zusammengefaßt, wenngleich sie eine sehr unterschiedliche Relevanz in der menschlichen Ernährung besitzen. Es wird davon ausgegangen, daß eine schädigende Wirkung in jedem Falle an das langfristige Überschreiten einer bestimmten Dosis gebunden ist. Eine möglichst geringe Schadstoffkonzentration in Lebensmitteln ist jedoch unbestritten Grundlage einer gesunden Ernährungsweise.
Schadstoffe gelangen auf sehr unterschiedlichen Wegen in die Lebensmittel. Sie können schon natürlicherweise im Lebensmittel enthalten sein (z. B. Blausäure in Mandeln). Außerdem sind Eintragswege über die Tier- und Pflanzenproduktion, die Lebensmittelverarbeitung, über Verpackungsmaterialien und Umweltchemikalien bekannt. Schadstoffe können zumeist mit Hilfe lebensmittelchemischer Analysemethoden selbst in geringster Dosis nachgewiesen werden. Allerdings kann in Lebensmitteln mit Hilfe der Analytik nur nach Stoffen gesucht werden, die in der lebensmittelchemischen Forschung bereits bekannt sind und für die Analysemethoden verfügbar sind. Für noch unentdeckte, möglicherweise trotzdem vorhandene schädliche Stoffe kann auch die ausgefeilteste Lebensmittelanalytik kaum Anhaltspunkte bieten.
Bei den Stoffen, die durch äußere Kontamination in Lebensmittel gelangen, unterscheidet man Rückstände und Verunreinigungen (→ Glossar). *Rückstände* sind Reste einer bewußten Anwendung von bestimmten chemischen Stoffen bei Pflanzen und Tieren zur Sicherung oder Steigerung der Lebensmittelgewinnung (Pflanzenschutzmittel, Tierschutzmittel). *Verunreinigungen* hingegen sind solche Stoffe, die vor, während oder nach der Produktion ungewollt in die lebensmittel gelangen. Beide Gruppen umfassen unerwünschte Fremdstoffe, deren gesundheitliche Bedeutung von der Menge und ihren toxikologischen Eigenschaften abhängt (DGE 1992). Durch Beachtung von Anwendungsvorschriften (z.B. vorgeschriebene Wartezeiten) können Rückstände weitgehend vermieden werden. Verunreinigungen sind nur durch umfassende Maßnahmen in der Umwelt der Pflanzen und Tiere,

sowie bei der Verarbeitung und der Lagerung der Lebensmittel zu vermeiden bzw. zu reduzieren.

Verbraucher befürchten oft Gesundheitsgefährdungen durch synthetisch hergestellte Stoffe, die in Lebensmitteln in Form von Rückständen und Verunreinigungen verbleiben. Auch Zusatzstoffe unterliegen entsprechenden Befürchtungen. Hier unterscheiden sich die Einschätzungen der naturwissenschaftlich-technologischen Forschung grundsätzlich von den Auffassungen, die die Bevölkerung in Befragungen dokumentiert. Aus wissenschaftlicher Sicht stellen ein falsches Ernährungsverhalten (Überernährung) und pathogene Mikroorganismen die größten Gesundheitsrisiken in der Ernährung dar. Erst an letzter Stelle stehen natürliche Toxine, Umweltkontaminanten und Zusatzstoffe. In der öffentlichen Bewertung wird seit Jahren hartnäckig und aus Sicht vieler wissenschaftlicher Forschungsbefunde fälschlicherweise den Pestiziden und Zusatzstoffen das größte Risiko beigemessen.

Die verfügbaren wissenschaftlichen Daten zur toxikologischen Beurteilung von Lebensmitteln sind in den letzten Jahrzehnten in Anzahl und Qualität stark verbessert worden. Im Ernährungsbericht 1992 wird eine Gesundheitsgefährdung des Verbrauchers durch Lebensmittel grundsätzlich ausgeschlossen. „Die berechtigten Erwartungen des Verbrauchers, die Lebensmittel seien unbedenklich, sind – soweit man es anhand der vorliegenden Datenlage beurteilen kann – erfüllt, wenn auch nicht in allen Fällen bewiesen" (DGE 1992). Auch der Folgebericht aus dem Jahr 1996 befaßt sich ausführlich mit den in Lebensmitteln unerwünschten Stoffen und greift dabei auf ausführliches Datenmaterial aus der Lebensmittelüberwachung zurück. Eine Zunahme der erfaßten Schadstoffe in den untersuchten Lebensmitteln ist demzufolge nicht zu erkennen (DGE 1996). Hingegen stellen pathogene Keime in Lebensmitteln ein echtes Gesundheitsrisiko dar. Die Belastung der Lebensmittel kann z.B. durch tierärztliche Untersuchungen, einwandfreie Schlachtungshygiene sowie Verarbeitungs- und Lagerbedingungen vermindert, aber nicht vollständig ausgeschlossen werden. Die Verfahren der Lebensmittelverarbeitung haben eine ganz besondere Bedeutung bei der Verminderung pathogener und schadstoffproduzierender Mikroorganismen, worauf in Abschn. 5.4 stärker eingegangen wird.

## 4.3
## Die derzeitige Ernährungssituation: Fakten und Tendenzen

Orientiert man sich bei der Bewertung der derzeitigen Ernährungssituation der deutschen Bevölkerung am heutigen Lebensmittelangebot, sind die Chancen für eine gesunde Ernährungsweise so gut wie nie zuvor. Ein stetiges

Ansteigen der Lebenserwartung in Deutschland belegt offenbar die verbesserte gesundheitliche Situation der Bevölkerung, welche u.a. das Ergebnis einer verbesserten Ernährungssituation und einer kontinuierlich erhöhten Lebensmittelqualität ist.

Betrachtet man hingegen das *tatsächlich praktizierte Ernährungsverhalten* der Bevölkerung, treten vielfältige Ernährungsprobleme zutage, die überwiegend aus dem persönlichen Auswahlverhalten des einzelnen resultieren. In den letzten Jahrzehnten richtete sich das wissenschaftliche Augenmerk in der Bundesrepublik Deutschland verstärkt auf die statistische Erfassung des Ernährungsverhaltens der Bevölkerung, um u. a. Rückschlüsse auf die ernährungsabhängigen Erkrankungen zu ziehen. Aufwendig durchgeführte Studien haben die vermuteten Ursachen der stetig anwachsenden Kosten ernährungsabhängiger Krankheiten empirisch erkundet. Eine der wichtigen Quellen ist das Untersuchungsprogramm der bereits angesprochenen NVS, welches eine repräsentative Befragung von Bürgern im Zeitraum von Oktober 1985 bis Dezember 1988 beinhaltete. Mit Hilfe eines 7-Tage-Verzehrsprotokolls wurde das persönliche Ernährungsverhalten der Teilnehmer erkundet. Die wesentlichen Auswertungsinhalte waren: Was essen die Deutschen? Wieviel essen sie? Ist die Versorgung mit Vitaminen und Mineralstoffen ausreichend? Wo liegen die entscheidenden Ernährungsfehler?

Verläßliche Aussagen über das Ernährungsverhalten der Deutschen finden sich zudem auch in den Ernährungsberichten der DGE. Hier wird eine Fülle von Datenmaterial zusammengetragen, das sich z.B. auf die Einkommens- und Verbrauchsstichproben des Statistischen Bundesamtes stützt. Die Daten des aktuellen Ernährungsberichtes der DGE von 1996 lassen für den Verbrauch an Lebensmitteln auf folgende Tendenzen schließen, wobei die Daten seit 1990 für das vereinte Deutschland gelten:

- Der Konsum von Getreideprodukten (vorwiegend Weizen) zeigt in den letzten Jahren wenig Veränderungen.
- Der Kartoffelverbrauch war in den alten Bundesländern über Jahrzehnte hin stark rückläufig. Seit Beginn der 80er Jahre stagniert diese Entwicklung. Der Aufwärtstrend beim Gemüseverzehr hat sich in den letzten Jahren abgeschwächt. Beim Frischobstverbrauch ist trotz großer Schwankungen ein steigender Trend erkennbar.
- Der Verbrauch an Frischmilcherzeugnissen zeigt eine leichte Aufwärtstendenz.
- Eine Abnahme im Eierverbrauch ist in beiden Teilen Deutschlands rückliegend festzustellen, auch wenn die jüngsten Daten wieder einen Anstieg des Verbrauchs ausweisen. Der seit geraumer Zeit beobachtbare Anstieg des Geflügelfleischverbrauchs dauert an.
- Verstärkt hat sich die Tendenz zu höherem Fischverbrauch.

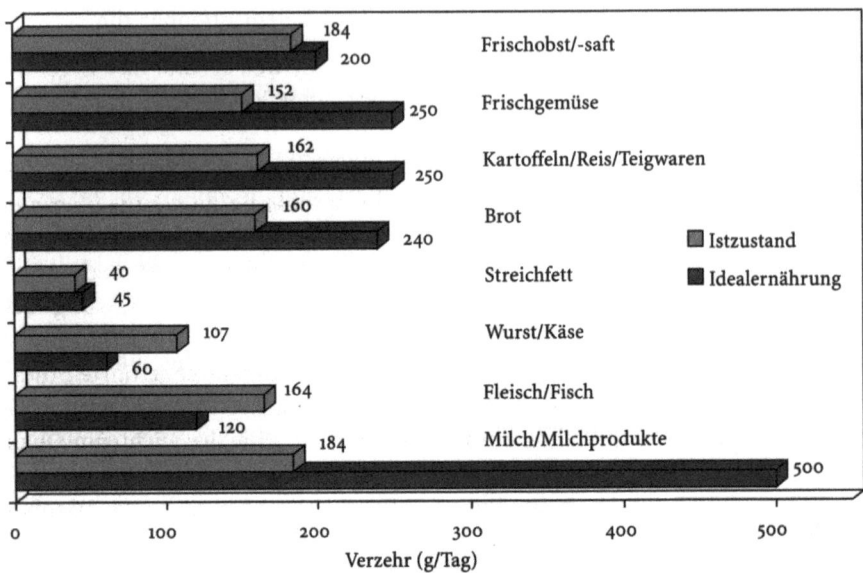

**Abb. 4.2** Die Ernährung der Bevölkerung im Soll- und Istzustand. (Nach Projektträgerschaft 1992)

- Der Abwärtstrend beim Zucker dauert an.
- Der Fleischverbrauch ist seit Ende der 80er Jahre rückgängig.
- Der Verbrauch an Alkohol ist seit der zweiten Hälfte der 80er Jahre konstant.

Diese Tendenzen im Lebensmittelverbrauch zeichnen ein besseres Bild von der Ernährungssituation der Deutschen als man zunächst annehmen würde. Aus methodischen Gründen der Erfassung von verfügbaren, verbrauchten und tatsächlich im Haushalt auch verzehrten Lebensmittelmengen bieten solche Angaben aber nur erste Anhaltspunkte für das tatsächliche Ernährungsverhalten der Bevölkerung. Um die Ernährungssituation von Haushalten bzw. einzelnen Personen beurteilen zu können, ist ein Vergleich der tatsächlichen Verzehrsmengen mit den wünschenswerten Verzehrsmengen, wie sie die DGE empfiehlt, erforderlich. Dies erfolgte in der Basisauswertung der NVS (Abb. 4.2), wobei als "Idealzustand" der Ernährung die DGE-Empfehlungen für den wünschenswerten täglichen Verzehr bestimmter Lebensmittel zugrunde gelegt wurde.

Laut den hier dargestellten Untersuchungsergebnissen wird z. B. die empfohlene Menge an Milch und Milchprodukten bei weitem nicht erreicht, bei anderen Lebensmitteln liegt die Aufnahme über den DGE-Empfehlungen (z.B. Fleisch, Wurst und Käse).

Die NVS und die Ernährungsberichte zeigen die aktuellen Probleme im derzeitigen Ernährungsverhalten der deutschen Bevölkerung auf. In der folgenden Zusammenfassung sind diese Ergebnisse zusammengetragen worden.
Die durchschnittliche Ernährung der deutschen Bevölkerung ist durch ein *zuviel an Nahrungsenergie* gekennzeichnet: Circa 39 % der Männer und 47 % der Frauen sind nach BMI-Berechnungen übergewichtig. Vor allem Menschen ab einem Alter von 50 Jahren essen mehr als sie benötigen. Jedoch konnten diesem rein numerischen Datenvergleich mit den Empfehlungen der DGE eventuelle Energieverluste durch körperliche Bewegung nicht berücksichtigt werden. Da mit höherem Alter die körperliche Aktivität der Menschen in der Regel abnimmt, gilt die zu hohe Energiezufuhr als Hauptursache für das häufige Übergewicht.
*Zu fett und zu eiweißreich*: Das tatsächliche Verhältnis von Kohlenhydraten zu Fetten und zu Eiweiß beträgt nicht, wie empfohlen ca. 60:30:10, sondern ca. 46:40:14. Vor allem der zu hohe Anteil tierischer Lebensmittel im Speiseplan ist Ursache für dieses Mißverhältnis. 57 % des zugeführten Eiweißes und 79 % der Nahrungsfette stammen aus tierischen Lebensmitteln (Projektträgerschaft 1992).
*Zu wenig Kohlenhydrate*: Es werden zu wenig langkettige (komplexe) Kohlenhydrate gegessen, wie sie z. B. in Vollkornbrot, Backwaren, Obst und Gemüse vorkommen. Im Gegensatz dazu stellt ein zu hoher Süßigkeitenverzehr v.a. der Jugendlichen zwischen 15 und 18 Jahren einen erheblichen Risikofaktor bei der Entstehung von Karies dar (Projektträgerschaft 1992). Die Erhebungen verweisen auch auf einen zu geringen Anteil an Ballaststoffen in der Nahrung: Der tägliche mittlere Ballaststoffverzehr bei den Frauen beträgt 17,3 g, bei den Männern liegt er bei 20,2 g pro Tag (DGE 1996). Verglichen mit den Empfehlungen von mindestens 30 g pro Tag ist dies erheblich zu wenig.
Die NVS kommt zu dem Ergebnis, daß die deutsche Bevölkerung mit *Mineralstoffen* recht gut versorgt ist. Ausnahmen bestehen allerdings bei einzelnen Mineralstoffen: Zu gering ist die Zufuhr an Kalzium und bei jungen Mädchen und Frauen auch bei Eisen. Die Magnesiumzufuhr ist nach den vorliegenden Zahlen ebenfalls zu niedrig. Vor allem bei den Frauen liegt die Zufuhr in fast allen Altersstufen unter der DGE-Empfehlung.
Deutschland gehört infolge ausgeprägten Jodmangels zu den Strumaendemiegebieten. Der Vergleich von empfohlenen 1400 µg/Woche und einer Jodzufuhr des Erwachsenen von derzeit etwa 420 µg/Woche ergibt ein durchschnittliches Joddefizit etwa 1000 µg/Woche (DGE 1992). Der individuellen Jodmangelprophylaxe der Bevölkerung kommt deshalb eine besonders große Bedeutung zu.
Bei den fettlöslichen *Vitaminen* zeigen Untersuchungsdaten im allgemeinen eine gute Versorgung. Ausnahme ist hier das Vitamin E, welches von Frauen

aller Altersgruppen unzureichend aufgenommen wird. Mit wasserlöslichen Vitaminen (Riboflavin, Folsäure, Vitamin $B_6$) sind die Deutschen z.T. unzureichend versorgt (Projektträgerschaft 1992). Vor allem die Deckung des Bedarfes an Folsäure ist für Frauen in gebärfähigem Alter kritisch zu beurteilen.

Die Hauptrisikogruppe für Mangel- und Fehlernährung ist die der Frauen zwischen 15 und 35 Jahren. Die Hälfte von ihnen nimmt weniger als 2200 kcal pro Tag zu sich, wobei ein großer Teil der Energie aus Süßwaren stammt. Es verwundert nicht, daß daraus eine schlechte Versorgung mit Vitaminen und Mineralstoffen resultiert.

Eine besondere Risikogruppe für die Entstehung von Lungenkrebs, Herz-Kreislauf-Erkrankungen und für eine mangelnde Nährstoffversorgung sind Personen, die einen hohen *Alkohol- und Zigarettenkonsum* aufweisen. 37 % der Befragten der NVS gaben an, regelmäßig zu rauchen. Von diesen rauchten knapp 13 % weniger als 10 Zigaretten am Tag, 34 % konsumierten 20–29 Zigaretten täglich und fast 14 % mehr als 30 Stück (Projektträgerschaft 1992). Die mittlere Zufuhr an Alkohol liegt bei den Männern im Alter zwischen 25 und 51 Jahren bei einem Wert von 23,6 g pro Tag. Bei den Frauen beträgt der Wert ca. die Hälfte (DGE 1996).

Nach den gegenwärtigen Kenntnissen über *unerwünschte Fremdstoffe in Lebensmitteln* sind die für eine Gesundheitsschädigung bedeutsamen Substanzen nur in so geringen Mengen in Lebensmitteln vorhanden, daß eine Beeinträchtigung der Gesundheit des Konsumenten von den Experten als unwahrscheinlich angesehen wird (DGE 1984, 1988, 1992, 1996). Diese Aussage trifft nicht für die Verunreinigungen durch Blei, Kadmium, Quecksilber und polychlorierte Biphenyle zu, die insbesondere bei einseitiger Ernährung und häufigem Verzehr von Innereien und ungereinigten pflanzlichen Lebensmitteln das Risiko einer Gesundheitsschädigung erhöhen. Rückstände von Pflanzenschutzmitteln, Tierarzneimitteln oder Futterersatzstoffen spielen als Risikofaktoren in der menschlichen Ernährung eine untergeordnete Rolle (Hapke 1993).

Problematische Konsumgewohnheiten, die die Gesundheit langfristig gefährden, ließen sich an dieser Stelle zusätzlich aufführen. Insbesondere, wenn man sich nicht an den Inhaltsstoffen der Lebensmittel orientiert, sondern an den Lebensmitteln bzw. Genußmitteln selbst. Demnach enthält die deutsche "Durchschnittskost" zuviel Alkohol, zuviel Salz, zuviel fettes Fleisch, zuviel Zucker und zu wenig Obst und Gemüse.

Festzuhalten bleibt, daß weniger die Schadstoffbelastung ein vorrangiges Problem in der Ernährungssituation der Bevölkerung bildet als vielmehr eine Überversorgung an Energie (z.B. Fett, Eiweiß, Alkohol) bzw. eine Unterversorgung bei einzelnen Nährstoffen (z.B. Folsäure, Kalzium, Jod). Nach wissenschaftlicher Meinung besteht kein Anlaß für die Bevölkerung, sich vor schadstoffbelasteten oder vergifteten Lebensmitteln zu fürchten. Die Probleme der Ernährung resultieren vielmehr aus einer unausgewogenen Lebensmittelauswahl und persönlichen Verzehrsgewohnheiten.

# 5 Der Beitrag industriell gefertigter Lebensmittel zur gesunden Ernährung

## 5.1 Meilensteine in der Geschichte der industriellen Lebensmittelfertigung

Die Anfänge der industriellen Lebensmittelproduktion fielen in die Mitte des 19. Jahrhunderts. Wegbereitend waren umfassende Rationalisierungs- und Modernisierungsbestrebungen des Lebensmittelhandels. Die Bevölkerung wuchs zahlenmäßig stark an und konzentrierte sich allmählich in den Städten. In der Mitte des 19. Jahrhunderts lebten schätzungsweise drei Viertel der deutschen Bevölkerung auf dem Land, wo die Eigenversorgung mit Lebensmitteln im Vordergrund stand. Ansonsten betrieben umherziehende Hausierer, Getreidehändler, Höker und Krämer einen begrenzten Handel mit Lebensmitteln. Kennzeichen dieses Handels waren ein stark beschränktes Lebensmittelangebot sowie ein starker Konkurrenzkampf der Gruppen untereinander um das Recht, bestimmte Lebensmittel überhaupt legal als Überschüsse aus der Eigenversorgung verkaufen zu dürfen. Daneben betrieben in Zünften organisierte Lebensmittelhandwerker die Herstellung und den Verkauf von Lebensmitteln. Diese Handelsstrukturen erwiesen sich jedoch zunehmend als ungenügend. Die Bevölkerungsexplosion im gesamten mitteleuropäischen Raum verschlechterte die Lebensbedingungen auf dem Land wie in der Stadt gleichermaßen. Die traditionelle agrarische Gesellschaft konnte der wachsenden Bevölkerung keine ausreichenden Lebensgrundlagen mehr bieten. Und die gerade erst entstehenden Industriezweige und Handelsstrukturen konnten dies auch noch nicht leisten.
Erst die allmähliche Durchsetzung der Gewerbefreiheit, eingeleitet durch das Gewerbesteueredikt in Preußen von 1810, beseitigte die grundlegenden Unterschiede zwischen städtischer und ländlicher Wirtschaftsweise. Es wurden v.a. die zünftigen Privilegien der Lebensmittelhandwerker aufgehoben (Teuteberg 1987). Seit dem frühen 19. Jahrhundert nahm die Zahl der Lebensmittelfachgeschäfte (Viktualienhändler) zu. Es dauerte dann bis zur Mitte desselben Jahrhunderts, bis sich die Läden als dominante Form des Kleinhandels durchzusetzen begannen. In den 1890er Jahren entwickelten sich

Warenhäuser, die jedoch zunächst nur ein sehr kleines Warenangebot an Lebensmitteln führten. Die neuen Verteilungssysteme in den rapide anwachsenden Städten ermöglichten den Zugang der Bevölkerung zu neuen vorgefertigten bzw. länger haltbaren Lebensmitteln. Neben die Landprodukte und die Kolonialwaren traten industriell bearbeitete Lebensmittel, ab 1890 zunehmend auch Markenartikel (Spiekermann 1997a).

Auf dem Gebiet der Lebensmittelerzeugung waren für die tiefgreifenden Veränderungen Neuerungen in Landwirtschaft, Verkehrswesen und Lebensmittelkonservierung ausschlaggebend. Die Veränderungen auf dem Agrarsektor hatten eine historisch einmalige Steigerung der Produktivität in der Landwirtschaft zur Folge. Durch den Übergang zur künstlichen Düngung, der Mechanisierung der Landwirtschaft und den neuen gesetzlichen Regelungen im Rahmen einer Agrarreform gelang es, die Ernährung der Bevölkerung zu verbessern. Durch die Erschließung von Übersee- und Eisenbahnverkehr konnten im eigenen Land auftretende Versorgungslücken durch Importe geschlossen werden. Nicht zuletzt wurden durch die Technikneuerungen auf dem Gebiet der Lebensmittelkonservierung entscheidende Grundnahrungsmittel erstmals in der Geschichte länger transport- und lagerfähig, ohne einen Großteil ihres Geschmackes und der Bekömmlichkeit zu verlieren (Teuteberg und Wiegelmann 1986).

Durch diese wissenschaftlichen und technologischen Erfolge konnten Mißernten und Hungerkatastrophen in Deutschland gemildert werden, das Nahrungsangebot war unabhängiger von Bodenfruchtbarkeit, Klima- und Witterungsschwankungen geworden. Von Naturereignissen ausgelöste Mißernten und Hungersnöte traten dank der Industrialisierungsentwicklungen in der europäischen Lebensmittelproduktion zuletzt 1816/1817 und 1846/1847 auf. Nachfolgende Versorgungskrisen führten mit Ausnahme der Weltkriege und der Weltwirtschaftskrise lediglich zu Preissteigerungen (Bauer und Matt 1994).

Der industrielle Aufschwung brachte zahlreiche Neuerungen hervor, wovon viele einen erfolgreichen Einzug in die Lebensmittelproduktion nahmen (Tabelle 5.1).

Mit den zahlreichen technischen Erfindungen und neuen technologisch-chemischen Erkenntnissen und deren maßgeblichen Einsatz in der industriellen Lebensmittelproduktion entwickelte sich auch Kritik bestimmter fachlicher Kreise gegenüber den neuen Methoden. Insbesondere in den frühen 20er Jahren unseres Jahrhunderts entbrannte eine fachliche und öffentliche Diskussion über den gesundheitlichen Wert der konservierten Kost. Borsäure, Salizylsäure und Formaldehyd wurden schon vor dem Ersten Weltkrieg als Konservierungsstoffe zunächst für Fleisch und dessen Zubereitungen verboten, das Verbot wurde später auch auf andere Produkte ausgedehnt. Ameisensäure und Benzoesäure wurden unter einen wenig effizienten Deklarationszwang gestellt

Tabelle 5.1 Ausgewählte Neuerungen in der Industrialisierungsphase der Lebensmittelproduktion. (Nach Ellerbrock 1987, Teuteberg 1987, Spiekermann 1997a)

| Jahr | Neuerungen |
| --- | --- |
| 1807 | Appert-Verfahren (Francois Appert) zur Hitzesterilisierung von Lebensmitteln |
| Frühe 1840er Jahre | Erste Spargelkonserven in Braunschweig, Im Nebenbetrieb hergestellt, aber noch keine Marktrelevanz |
| 1846/48 | Untersuchungen von Justus von Liebig und Max Pettenkofer zur Herstellung eines Fleischextraktes |
| 1858–1875 | Entdeckung der antimikrobiellen Wirkung von Bor-, Ameisen-, Salizyl- und Benzoesäure, Einsatz als Konservierungsstoffe für Lebensmittel |
| 1869 | Erfindung der Margarine |
| Um 1870 | Erfindung der Erbswurst durch den Berliner Koch Grünberg, Bestandteil der Ausrüstung der deutschen Armee im deutsch-französischen Krieg 1870/1871 |
| 1873 | Einsatz des Autoklaven in der Konservenindustrie |
| 1877 | Erster Transport von Gefrierfleisch von Argentinien nach Le Havre |
| 1887 | Erstmaliges Angebot von pasteurisierter Milch |
| 1889 | Automatische Dosenverschlußmaschinen für das Verlöten von Konserven |
| 1896 | Markteinführung von Würstchen in Dosen |
| 1906 | Produktion von entkoffeiniertem Kaffee (Ludwig Roselius) |

(Spiekermann 1997a). Die Konserven waren bereits 1877 durch skandalöse Massenerkrankungen und Todesfälle in Verruf gekommen, die durch amerikanische Corned-Beef-Konserven verursacht worden waren. Auch wenn amerikanische Fleischwaren um die Jahrhundertwende fast vollständig verschwunden waren (nach dem Fleischbeschaugesetz vom Juni 1900), blieben in der Bevölkerung Vorbehalte und Mißtrauen gegenüber der Konservenindustrie bestehen. Bereits die ersten Lebensmittelskandale dieser Zeit zeigten eine schon damals überaus sensible Verbrauchererwartung gegenüber der haltbar gemachten Nahrung. In der historischen Analyse zeigt sich die Neigung der Verbraucher, der Mehrzahl redlicher Nahrungsmittelfabrikanten die Folgen unlauterer Machenschaften einzelner Produzenten anzulasten. „Der Makel des Unseriösen und der Gewissenlosigkeit traf stets ungerechter Weise die gesamte Branche" (Ellerbrock 1987). Die sich bereits in den 1920er Jahren etablierende Diskussion über "schleichende Gifte" in Nahrungsmitteln zerstörte nachhaltig das Vertrauen in die industriell gefertigten Lebensmittel und ließ die häuslichen Alternativen gesünder erscheinen (Spiekermann 1997b). Die noch heute präsente Diskussion über die "schleichende Vergiftung" durch Lebensmittel stammt somit bereits aus dieser Zeit der Etablierung verschiedener

Konservierungsstoffe und -verfahren. Wenn die umstrittenen Stoffe und Verfahren heute auch andere geworden sind, so zeigt dies doch, *daß nicht Stoffe und Verfahren* die Auslöser dieser Diskussion sind, *sondern ein grundlegendes, historisch gewachsenes Mißtrauen* der Konsumenten in die industrialisierte, ihnen fremd gewordene Lebensmittelproduktion. Denn Verbraucher verloren durch die neuen Herstellungs- und Distributionsmöglichkeiten den persönlichen Einfluß auf die Qualität der hergestellten Lebensmittel, während Industrie, Handel und Gesetzgeber zunehmend Verantwortung für die Lebensmittelqualität übernehmen mußten und übernahmen.

## 5.2
**Allgemeine Ziele industrieller Lebensmittelverarbeitung**

„Die Lebensmitteltechnik ist eine der wichtigsten Errungenschaften der Menschheit. Neben Ackerbau und Viehzucht hat sie es ermöglicht, das verfügbare

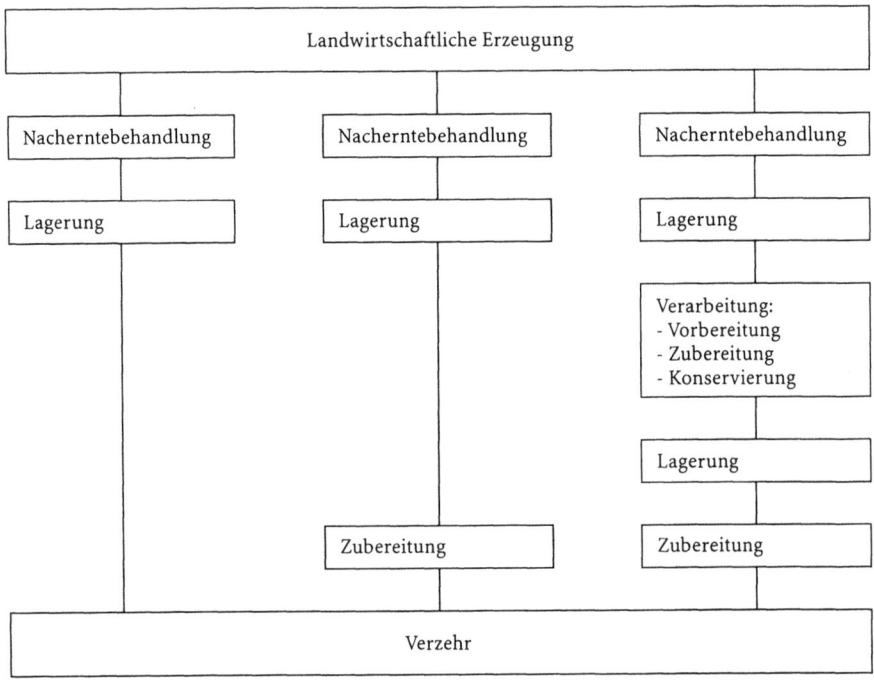

Abb. 5.1 Verwertungsmöglichkeiten pflanzlicher Lebensmittel und wichtige Behandlungsschritte. (Nach Paulus 1984)

Tabelle 5.2 Anwendbarkeit und Nutzung von Konservierungsverfahren für Lebensmittel. (Nach Paulus 1993)

| Verfahren | Anwendbarkeit | Verbrauch in kg/Kopf und Jahr |
|---|---|---|
| Kühlen | Universell | >>100 |
| Tiefgefrieren | Fast universell | ca. 25 |
| Pasteurisieren | Milch | ca. 40 |
|  | Säfte | < 20 |
|  | Sonstige Produkte | >> 10 |
| Sterilisieren | Milch | ca. 40 |
|  | Sauergemüse | ca. 10 |
|  | Sonstige Produkte | ca. 25 |
| Trocknen | Spezielle Produkte | ca. 2–3 |

Lebensmittelangebot zu erweitern und den Menschen unabhängig von der täglichen Nahrungsbeschaffung zu machen. „Auf Be- und Verarbeitung von Lebensmitteln kann in unserer heutigen Gesellschaft im Hinblick auf die Erzeugung hygienisch einwandfreier und sicherer, haltbarer, vielfältiger und wohlschmeckender sowie stets verfügbarer Produkte nicht mehr verzichtet werden" (Erbersdobler 1993). Lebensmittelverarbeitung gilt heute aus Expertensicht als unerläßliches Kettenglied in der "Ernährungskette". Diese beschreibt den Weg des Lebensmittels vom landwirtschaftlichen Rohprodukt über die Stufen der Verarbeitung und Vermarktung bis hin zum für den Verbraucher verwertbaren Endprodukt. Für pflanzliche Produkte gibt es drei wesentliche Verwertungsmöglichkeiten Lebensmittelverarbeitung erfüllt gleichzeitig mehrere Hauptaufgaben. Sie muß erstens eine befriedigende Ernährungssituation für alle Konsumenten sichern. Zweitens stellen Lebensmittel biologisch aktive Systeme dar, deren Verderb oder Verlust durch Verarbeitungsmaßnahmen reduziert werden muß. Und drittens schließlich ist die Lebensmittelverarbeitung ein adäquates Mittel zur Reduktion des hygienisch-toxischen Risikos (Paulus 1993).

Dies sind Notwendigkeiten für den Menschen, seitdem er überhaupt Lebensmittel von einem rohen in einen verzehrfertigen Zustand überführen kann. Die Aufgaben und Verarbeitungsziele wurden jedoch stets weiterentwickelt, an Produktionsnotwendigkeiten und z.T. an ein verändertes Qualitätsbewußtsein der Konsumenten angepaßt. In einigen Bereichen wird heute diskutiert, ob die Be- und Verarbeitung in bestehendem Umfang notwendig ist. Dies gilt besonders für Techniken der perfektionierten Verfeinerung vieler Lebensmittel, der erhöhten Zubereitungsbequemlichkeit (Convenience) oder für Lebensmittel "for fun" (z.B. Süßwaren) (Erbersdobler 1993). Insbesondere Produkte, die in verschiedene Komponenten zerlegt und durch anschließendes Zusammensetzen zu einem Produkt neuer definierter Zusammensetzung werden, sind der Kritik von Verbrauchern ausgesetzt. Die Kritik betrifft v.a. die kaum noch vorhandenen Gemeinsamkeiten von Rohprodukt und Endprodukt. Im Gesamtmaßstab der Lebensmittelverarbeitung handelt es sich jedoch bei diesen übertrieben stark verarbeiteten Produkten um einen eher geringen Anteil des Gesamtangebotes, der es nicht rechtfertigt, die verarbeitenden Methoden schlechthin zu verurteilen. Die weniger aufwendigen physikalischen Konservierungsverfahren haben wesentlich größere Bedeutung.

Das läßt sich gut an den von Klaus Paulus geschätzten wichtigsten physikalischen Konservierungsverfahren belegen (Tabelle 5.2). Der Hamburger Naturwissenschaftler bewertete Anwendbarkeit, technischen Stand und den jährlichen Pro-Kopf-Verbrauch physikalischer Verarbeitungsverfahren. Er verweist darauf, daß die Anwendbarkeit eines Verfahrens der Lebensmittelverarbeitung um so geringer ist, je technologisch aufwendiger es im Sinne der verursachten Qualitätseinflüsse ist.

Das zunehmend mehrdimensionale Verständnis der Lebensmittelqualität mündet in wissenschaftlich begründeten Forderungen nach einem veränderten Profil heutiger Lebensmittelproduktion. Dadurch ergeben sich perspektivisch folgende Schwerpunkte:
- schonende Verarbeitung mit dem Ziel des weitgehenden Erhaltes der ursprünglichen Eigenschaften (Vitamine, Farbe, Geschmack);
- Vermeidung bzw. Minimierung von verschiedenen lebensmittelfremden Stoffen und Prozeßhilfsmitteln (Konservierung etc.);
- Anpassung an ernährungsphysiologische Notwendigkeiten (Diät-, Alters-, Sportnahrung etc.), d.h. Lebensmittel "nach Maß";
- umweltverträgliche Produktion durch Vermeidung von Emissionen und Abfall (Kunz 1993).

Diese Aufstellung läßt sich ergänzen. Ein weiterer Schwerpunkt künftiger Lebensmitteltechnologie wird es z.B. nach wie vor sein, unerwünschte lebensmitteleigene Stoffe zu inaktivieren. Auch das Verpacken von Lebensmitteln, welches neben dem Kühlen das wichtigste Verfahren zur Qualitätserhaltung darstellt (Heiss 1996), unterliegt vielfältigen Anforderungen. Während die Verpackung allgemein eine Transportfunktion hat, steht bei Lebensmitteln der Schutz vor atmosphärischen und mikrobiologischen Einflüssen im Vordergrund. Gleichzeitig müssen Lebensmittel und natürlich auch deren Verpackungen den vielfältigen Gebrauchswertkriterien der Verbraucher und des Handels genügen.

Aus dem Fortschritt der Wissenschaft und den akuten Problemen der Praxis ergeben sich neben den o.g. Aufgaben weitere neue Herausforderungen für die Lebensmittelwissenschaften. Für das Gebiet der Lebensmittelchemie und

der angrenzenden Fachgebiete nennt Steinhart (1994) v. a.:
- „das Gebiet der neuartigen Produkte, besonders bei Einsatz der Gentechnik,
- die lebensmittelbedingten Allergien,
- die Tierseuchen wie BSE, Schweinepest, Salmonellosen,
- die Sicherung der Qualität bei Lebensmitteln, z.B. durch Aufspüren kritischer Inhaltsstoffe bzw. Reduzierung des Gehaltes an pathogenen Keimen und der dabei angewandten Methoden, z.B. Lebensmittelbestrahlung,
- die Anwendung neuer Erkenntnisse der Ernährungsphysiologie, z.B. die Rolle der natürlichen Antioxidanzien bzw. der trans-Fettsäuren im Fettstoffwechsel,
- die ökologischen Aspekte der Lebensmittelherstellung, z.B. beim ökologischen oder integrierten Pflanzenbau und bei der Tierhaltung,
- schnelle problemlösende Analytik bei Lebensmitteluntersuchungen (Methodenentwicklung),
- die Bedeutung der Ernährung heute für die Gesundheit der Bevölkerung".

In diesen Punkten ergibt sich ein z.T. erheblicher Forschungsbedarf für die Lebensmittelwissenschaften, wobei es von wesentlicher Bedeutung für das Image der industriell gefertigten Lebensmittel ist, inwieweit auch Bedenken und Forderungen der Verbraucher aufgegriffen werden. Ökologisches Bewußtsein, aber auch ein kritisches Problembewußtsein von Verbrauchern etwa bzgl. der Lebensmittelallergien müssen zunehmende Berücksichtigung in der Lebensmittelverarbeitung finden.
Einige Risiken der modernen Lebensmittelherstellung sind von Wissenschaft und Wirtschaft erkannt worden. Es wurden und werden Strategien entwickelt, um diese zu minimieren. Das oft von den Gegnern der industriellen Verarbeitung geforderte "Nullrisiko" für Lebensmittel hat es auch in Zeiten der "natürlichen" Lebensmittelherstellung nicht gegeben. „Heute wird oft der Eindruck erweckt, als brauche man nur allem, was die Chemie hervorbringt, zu mißtrauen und es zu meiden, und schon breche das goldene Zeitalter sanfter, gefahrloser Natürlichkeit an, von dem etliche meinen, es habe geherrscht, bevor der Mensch sich auf den unheilvollen wissenschaftlich-technisch-industriellen "Holzweg" begab. Diese Sicht führt in die Irre" (Markl 1992). Unzulässige Pauschalisierungen sind in der öffentlichen Diskussion um die "echten" und "vermeintlichen" Risiken der Lebensmittelverarbeitung wenig hilfreich. Vielmehr garantierten die vielfältigen Verarbeitungsmöglichkeiten auf privater, handwerklicher und industrieller Ebene eine gezielte Reduktion der vom naturbelassenen Produkt ausgehenden Risiken.
Der Risikodebatte muß deshalb nicht die Frage zugrunde gelegt werden, *ob* ein Lebensmittel verarbeitet worden ist, sondern vielmehr *welches* Lebensmittel *warum* und *auf welche Art und Weise* verarbeitet wurde. Ob und in welcher

Weise der einzelne Verbraucher von den vorhandenen Risiken der Lebensmittelverarbeitung (z.B. in Form von Nitrosaminen oder Benzpyren; → Glossar) tatsächlich auch betroffen ist, hängt zunächst von der Art des Lebensmittels ab, von der Intensität der angewandten Technologie und ganz wesentlich vom Konsumverhalten des Verbrauchers.

Es ist schon deutlich geworden, daß die Risikoeinschätzung im Bereich von Gesundheit und Ernährung zwischen Bevölkerung und Experten erheblich auseinanderklafft. Viele Verbraucher sind heute nicht mehr bereit, auch nur geringe, unabdingbare Risiken zu akzeptieren. Auch die Ernährungswissenschaft muß sich dem nichtvorhandenen Nullrisiko in Ernährung und Gesundheit stellen. Dabei ist es schwierig, Gesetzmäßigkeiten mit allgemeiner Gültigkeit aufzustellen, denn die Komplexität der realen Ernährungswelt muß ebenso anerkannt werden wie ihre Unbestimmtheit und Unsicherheit. Die Ernährungswissenschaft „kann keine "allgemeingültigen" Gesetze ableiten, wie es in den nichtbelebten Naturwissenschaften praktiziert wird, sondern muß mit "unsauberen" Wahrscheinlichkeitsbeziehungen leben lernen" (Oltersdorf 1993). Diese Abkehr von der Allgemeingültigkeit darf jedoch, wie der Stuttgarter Ernährungssoziologe und -ökonom Ulrich Oltersdorf ebenso betont, nicht in das andere Extrem gleiten: Alles sei in der Ernährungswissenschaft individuell, unvorhersehbar und ungewiß.

Im folgenden sind einige Beispiele zusammengetragen worden, die den Beitrag der industriellen Lebensmittelfertigung zu einer gesunden und zeitgemäßen Ernährungsweise aufzeigen. Die ausgewählten Beispiele orientieren sich an der grundlegenden Frage, welche Argumente ein Verbrauchervertrauen in den Gesundheitswert vieler industriell gefertigter Lebensmittel heute noch rechtfertigen können.

## 5.3
## Industriell gefertigte Lebensmittel als Angebot zur gesunden Ernährung

### 5.3.1
### Erweitertes Angebot

Das steigende Einkommen in den westlichen Industrieländern führte zu wachsender Nachfrage nach qualitativ höherwertigen Lebensmitteln und dem Wunsch nach mehr Vielfalt im Lebensmittelangebot (Herrmann 1994). Das erweiterte Angebot ist damit zunächst als Verbrauchererwartung anzusehen, der die Unternehmen der Lebensmittelbranche entsprechen. Eine derart

Tabelle 5.3 Anzahl der Artikel pro Warengruppe in Selbstbedienungsgeschäften und Supermärkten von 1954–1991. (Nach Spiekermann 1997a)

| Warengruppe | 1954 | 1963 | 1969 | 1974 | 1988 | 1991 |
|---|---|---|---|---|---|---|
| *Frischwaren* | 444 | 390 | 723 | 668 | 1243 | 1118 |
| - Fleisch, -waren | 258 | 125 | 234 | 165 | 313 | 337 |
| - Obst, Gemüse | 0 | 30 | 61 | 78 | 117 | 88 |
| - Brot, Backwaren | 96 | 108 | 119 | 132 | 248 | 172 |
| - Molkereiprodukte | 90 | 127 | 309 | 297 | 565 | 592 |
| *Übrige Lebensmittel* | 793 | 1055 | 1582 | 1850 | 3093 | 3443 |
| - Tiefkühlkost/Eis | 23 | 41 | 90 | 145 | 301 | 285 |
| - Konserven | 93 | 137 | 311 | 297 | 429 | 431 |
| - Getränke/ Genußmittel | 161 | 272 | 401 | 785 | 780 | 865 |
| - Trockensortiment | 516 | 605 | 780 | 623 | 1583 | 1862 |
| *Non-Food-Artikel* | 146 | 182 | 462 | 927 | 1674 | 1989 |
| *Gesamt* | 1383 | 1577 | 2767 | 3445 | 6010 | 6620 |

gesicherte und preiswerte Lebensmittelversorgung, wie sie heute z. B. für die Menschen der Europäischen Union zur Selbstverständlichkeit geworden ist, ist einzigartig in der Geschichte. Nie zuvor gab es ein solches Sortiment. Es umfaßt heute im durchschnittlichen Supermarkt ca. 6000–7000 Artikel aus dem Food- und Non-Food-Bereich (Spiekermann 1997a). Allein in der Bundesrepublik Deutschland gibt es ca. 250 verschiedene Brotsorten, 400 Käsesorten und 1500 Wurstsorten (BMG 1994). Dies ist nicht zuletzt das Resultat der rationalisierten Handels- und Produktionsstrukturen der industriellen Lebensmittelfertigung. In Tabelle 5.3 sind die Sortimentsveränderungen in Selbstbedienungsgeschäften und Supermärkten der zurückliegenden Jahrzehnte nachvollzogen.

Obwohl die Anteile einzelner Produktgruppen am Gesamtsortiment mit Ausnahme der Convenience-Produkte nur strukturellen Änderungen unterlegen waren, zeigen sich die immense Ausweitung des Angebotes und damit die gesteigerten Auswahlmöglichkeiten für die Verbraucher. Mehr Vielfalt im Gesamtangebot finden Verbraucher heute auch durch die zunehmenden internationalen Einflüsse auf dem Lebensmittelmarkt. Ausländische Lebensmittel und Gerichte sind heute auf den Lebensmittelmärkten der Industrieländer zur Selbstverständlichkeit geworden. Für das Ernährungsverhalten der europäischen Länder ist eine "Internationalisierung der Verzehrsgewohnheiten" bereits wissenschaftlich nachgewiesen (Herrmann 1994). Ein schneller Blick

z. B. in die florierenden Fast-Food-Küchen Deutschlands zeigt aber auch: Da sind nicht nur Hamburger und Cola, welche längst nicht mehr nur amerikanische Eßkultur verkörpern, sondern auch der chinesische Wok-Mann an der Ecke und der Verkäufer französischer Crepe in der Straßenbude. Nicht zu vergessen sind türkische Döner und zahllose andere hilfreiche Angebote, die wir mit hungrigem Magen eilig konsumieren.

Im Lebensmittelangebot findet, im Gleichklang mit den in Abschn. 5.2 beschriebenen Zielen der Lebensmittelwissenschaft, das gestiegene Gesundheitsbewußtsein der Bevölkerung seine notwendige Berücksichtigung. Zusätzlich ist seit geraumer Zeit ein Trend zu sog. "Functional Foods" auch im europäischen Markt erkennbar. Experten prognostizieren für Lebensmittel mit gesundheitlichem bzw. präventiv-gesundheitlichem Zusatznutzen gute Entwicklungsmöglichkeiten (Hilliam 1995). Dies betrifft z. B. Lebensmittel mit zugesetzten Ballaststoffen in Backwaren, Snacks und Müslimischungen, probiotische Kulturen in Milchprodukten oder vitamin- und mineralstoffangereicherte Lebensmittel.

Für Verbraucher stellen die Internationalisierung der Eßgewohnheiten, die Globalisierung des Lebensmittelmarktes, der gewachsene Markt für hochverarbeitete Lebensmittel, zahlreiche Produktinnovationen und Qualitätsverbesserungen – kurz: das erweiterte Angebot – Chance und Herausforderung zugleich dar. Die fortschreitende Produktdifferenzierung auf dem Lebensmittelmarkt stellt hohe Anforderungen an die Aufnahmekapazität, das Orientierungsvermögen und das Ernährungswissen des einzelnen. Wer weiß, was er essen will, bekommt es auch. Wer es nicht weiß, läuft unter Umständen Gefahr, ein völlig unausgewogenes "Menü" aus dem Supermarkt nach Hause zu tragen; möglicherweise lebenslang.

Künftig muß von allen lebensmittelinteressierten Kreisen stärker überdacht werden, daß das reiche Angebot des Marktes nicht nur die emotionalen Bedürfnisse der Verbraucher trifft (wie es durch die Werbung angestrebt wird), sondern auch stärker in das Gesundheitsbewußtsein der Menschen eindringt. Salopp ausgedrückt, müssen wir als Verbraucher heute nach Wegen suchen, wie das erweiterte Angebot der Lebensmittel nicht automatisch in eine erweiterte Konfektionsgröße der Kleidung umschlägt.

Dies ändert aber nichts an der Tatsache, daß Verbraucher durch das erweiterte Angebot sehr wohl in die Lage versetzt werden, ihre qualitativen wie auch quantitativen Präferenzen im Lebensmittelkonsum umsetzen zu können. Insbesondere unter gesundheitlichen Gesichtspunkten muß der Kritik am überreichen Angebot zunächst die Selbstverantwortung für die eigene Konsumentscheidung entgegengesetzt werden.

## 5.3.2
## Lebensmittel mit gesundheitlichem Zusatznutzen

Der "Zusatznutzen" von Lebensmitteln wurde in den vorangegangenen Kapiteln schon verschiedentlich angesprochen. Allgemein verspricht dieser dem Konsumenten, „daß er durch zusätzliche Produkteigenschaften seine Zielsetzungen besser verwirklichen kann, weil er den Wert eines von ihm begehrten Gutes noch erhöht, – über den jeweils gegebenen Grund- oder Gebrauchsnutzen hinaus" (Scherhorn 1992). Auf Lebensmittel übertragen könnte das bedeuten, daß sie neben dem selbstverständlichen Sättigungsgefühl beim Essen zusätzlich einen vorsorgenden Beitrag zur Gesundheit leisten. Dies kann auf verschiedenen Wegen geschehen, beispielsweise durch Nährstoffanreicherung von Lebensmitteln oder durch reduzierte Brennwerte (→ Glossar). Nicht immer ist die Nutzung dieser Eigenschaften für Verbraucher auch sinnvoll. Bei einer vernünftigen Auswahl von Lebensmitteln würde sich ein solcher Zusatznutzen sicherlich größtenteils erübrigen. Aber die Praxis zeigt, daß eine bedarfsgerechte Auswahl von kalorienarmen und nährstoffreichen Lebensmitteln häufig keine Priorität im Entscheidungsverhalten der Verbraucher hat. Andere Aspekte wie z. B. der Genuß oder ein bestimmtes Image der Lebensmittel stehen häufig im Vordergrund.

Sowohl die Nutzung von angereicherten Lebensmitteln als auch die Gewährleistung einer ausgewogenen Ernährung ohne angereicherte Lebensmittel erfordern interessierte, aufgeklärte und entscheidungsfähige Verbraucher. Die Entscheidungsfähigkeit der Verbraucher durch zielgruppengerechte Beratung und Aufklärung muß gerade angesichts des wachsenden Marktes für angereicherte Lebensmittel verbessert werden.

Von den Lebensmittelherstellern kann jedoch nicht unbedingt erwartet werden, daß sie über Alternativen für zusatznutzenorientierte Produkte im Lebensmittelbereich informieren. Im Rahmen gesamtgesellschaftlicher Verantwortung sind gesundheitliche Unbedenklichkeit der Lebensmittel und gesundheitliches Wohlbefinden der Verbraucher Ziel wirtschaftlichen Handelns, indem es auf die Versorgung der Bevölkerung mit guten, sicheren und preiswerten Lebensmitteln ausgerichtet ist. Zusätzlich wird versucht, eine ernährungsphysiologisch verbesserte Ernährung auf einem wettbewerbsorientierten Markt auch dadurch zu ermöglichen, daß bedarfsgerechte Lebensmittel (Anreicherung von Lebensmitteln mit Vitaminen, Mineral- und Ballaststoffen, energiereduzierte Lebensmittel usw.) entwickelt und angeboten werden. „Es verwundert nicht, daß es nicht Aufgabe der Wirtschaft sein kann, den Verbraucher zu überreden, Lebensmittel *nicht* zu essen. Die Lebensmittelwirtschaft kann es nur solange geben, wie Lebensmittel in einem wettbewerbsorientierten Markt angeboten werden. Der Beitrag der Lebensmittelwirtschaft ist deshalb nicht die Nichtproduktion, sondern die Produktion bedarfsangepaßter Lebensmittel, eine entsprechende Kennzeichnung und Information" (Langguth 1992). Die Entscheidung über den Sinn der von der Wirtschaft angebotenen Produkte mit gesundheitlichem Zusatznutzen im Hinblick auf eine gesündere Ernährung treffen Verbraucher selbst. Denn bei weitem nicht jedes angereicherte Produkt oder jedes brennwertreduzierte Lebensmittel ist in jeder Situation auch langfristig sinnvoll. Vielmehr sind gesundheitliche Zusatznutzen vorrangig für besondere Ernährungssituationen von Bedeutung.

*Beispiel: Nährstoffangereicherte Lebensmittel*
Bei nährstoffangereicherten Lebensmitteln wird der Nährstoffgehalt gezielt erhöht. Dies geschieht durch die Auswahl besonders nährstoffreicher Zutaten oder durch gezielten Zusatz bestimmter Nährstoffe. Die Lebensmittelanreicherung kann zur Sicherstellung einer ausgewogenen Ernährung genutzt werden. Für eine Nährstoffanreicherung sprechen aus rein ernährungsphysiologischer Sicht folgende Grundtatsachen: Der Nährstoffgehalt von Lebensmitteln entspricht selten dem Bedarf des Menschen. Pflanzliche Nahrungsmittel, die sich der Mensch im Verlaufe der Entwicklungsgeschichte nutzbar gemacht hat, haben häufig die Funktion von Nährstoffspeichern und dienen somit nicht ausschließlich den Ernährungszwecken der Menschen. Im Abschn. 4.2.1 wurde bereits dargestellt, daß nur eine sinnvolle Kombination der Lebensmittel eine bedarfsgerechte Versorgung garantieren kann. Weiterhin ist im Verlauf der zivilisatorisch-technischen Entwicklung der Energiebedarf der meisten Menschen in industrialisierten Ländern drastisch gesunken. Die Nahrungsmenge muß reduziert werden, wenn Übergewicht vermieden werden soll. Der Bedarf an Vitaminen und Mineralstoffen ist hingegen gleich geblieben. Es kommt also wesentlich darauf an, daß bei einer deutlich verminderten Energieaufnahme die Vitamine und Mineralstoffe in hoher Dichte zugeführt werden. Bei empfindlichen Nährstoffen treten während der Be- und Verarbeitung, Lagerung und Verteilung von Lebensmitteln Verluste auf. Diese müssen durch geeignete Verfahren ausgeglichen werden. Außerdem sprechen besondere diätetische Gründe für die Nährstoffanreicherung bestimmter Lebensmittel.
Unter ernährungsphysiologischen Gesichtspunkten kamen Hötzel und Kling-Steines (1992) zu der Schlußfolgerung, daß es eine Reihe von Möglichkeiten zur Verbesserung der Ernährungssituation der Bevölkerung in Industriestaaten gibt. Die Anreicherung von Lebensmitteln und die gezielte Verwendung von Nährstoffpräparaten vervollständigen das Repertoire, das im Prinzip auf zweckmäßiger Nahrungswahl und der Minimierung von Verlusten basiert. Die Ernährungssituation zeigt allerdings, daß die bisherigen Wege noch nicht zu der gewünschten Optimierung der Ernährung geführt haben.

Die "zweckmäßige Nahrungswahl" mit dem Ziel der optimalen Nährstoffversorgung ist eine Aufgabe des einzelnen. Unter dem derzeitigen vielfältigen Marktangebot angereicherter Produkte (v. a. auch der sog. Kinderlebensmittel) wird die Auswahl jedoch immer schwerer. Offensichtlich sind es nicht nur die eben geschilderten objektiven Gründe der Lebensmittelanreicherung, sondern auch subjektive Bedürfnisse der Verbraucher, die dem Markt für angereicherte Lebensmittel zur unerwarteten Blüte verholfen haben. Mittlerweile boomt der Markt auch mit Produkten, die aus ernährungsphysiologisch-gesundheitspolitischer Sicht gar nicht angereichert werden müßten bzw. werden Lebensmittel angeboten, deren Beitrag zu einer besseren Ernährung zweifelhaft ist (z. B. vitaminisierte Bonbons).

Anreicherungskonzepte der Industrie orientieren sich nicht allein an den vorhandenen ernährungsphysiologischen Mangelsituationen, wie sie beispielsweise die Ernährungsberichte der DGE aus den Jahren 1992 und 1996 für Folsäure und Eisen beschreiben (vgl. Abschn. 4.2.3). Das Warenangebot der Marktwirtschaft orientiert sich an objektiv *und* subjektiv begründbarer Nachfrage. Lebensmittelhersteller reagieren auf Verbraucherwünsche und bieten, insofern die Nachfrage gesichert ist, auch physiologisch "überflüssige" Waren an. Bei Verbrauchern müßte also eine Einstellungs- und Verhaltensänderung einsetzen, die die Notwendigkeit angereicherter Produkte in der *persönlichen Ernährungssituation* stärker hinterfragt. Dies wäre ein von Wirtschaft und Verbraucherinstitutionen gleichermaßen erwünschter Ansatzpunkt, der auch von einer pauschalen Bewertung angereicherter Produkte wegführt. Es gibt einige gesundheitliche und auch technologische Gründe, die eine Anreicherung von Lebensmitteln auch für den Großteil der Verbraucherschaft sinnvoll erscheinen lassen. Doch eine globale Anreicherung von Lebensmitteln wird weder von Verbrauchern gewünscht oder durch die Ernährungswissenschaft gefordert, noch von der Herstellerseite bezweckt oder auch durch den Gesetzgeber gestützt (Mrohs 1992).

Eine zweifellos sinnvolle Anreicherungsmaßnahme ist die Jodierung von Lebensmitteln. Es ist schon beschrieben worden, daß Jod zu den kritischen Nährstoffen gehört, da eine Bedarfsdeckung für diesen Nährstoff nicht gewährleistet ist. Bekannt ist auch, daß der Jodmangel ein erhebliches Gesundheitsproblem darstellt, dessen Auswirkungen einem großen Teil in der Bevölkerung noch nicht bewußt sind. Seit Jahren sprechen sich viele Ernährungsexperten für die Jodierung von Lebensmitteln aus, da das Ausmaß der endemischen Jodmangelkrankheiten in der Bundesrepublik Deutschland dringend Konsequenzen erfordert. „Die Jodierung von Lebensmitteln ist nötig, da selbst bei zweckmäßiger Nahrungswahl (ausgenommen erhöhter Seefischverzehr) keine reelle Chance besteht, den bestehenden Jodmangel erfolgreich zu beheben oder ihm vorzubeugen" (Großklaus 1994). Der Ernährungsbericht 1996 beziffert das tägliche mittlere Jodmangeldefizit für Erwachsene trotz langjähriger Aufklärungsbestrebungen durch DGE, BZGA und den Arbeitskreis Jodmangel u.a. heute noch auf 120–150 g (DGE 1996). Selbst durch die Nutzung von jodiertem Speisesalz im Haushalt ist keine ausreichende Versorgung zu gewährleisten. Denn der durchschnittliche Gehalt an Jod im jodierten Speisesalz, der für die Bundesrepublik Deutschland gesetzlich auf 20 ± 5 mg/kg Salz festgelegt worden ist, kann keine ausreichende Versorgung garantieren. Außerdem ist aus präventiv-medizinischen Gründen insgesamt ein mäßiger Umgang mit Speisesalz ratsam.

Dennoch sind zur Verhinderung der Überversorgung mit Jod vom Gesetzgeber Regelungen in Form von Höchstmengenfestlegungen getroffen worden. Auch die Mindestmengen für die Jodanreicherung von Lebensmitteln sind gesetzlich festgelegt.

Mit Inkrafttreten der Jodverordnung Ende Dezember 1993 ist es auch für die Lebensmittelindustrie möglich geworden, Jodsalz und Jodpökelsalz einzusetzen (DGE 1995b). Im Bereich der industriell gefertigten Lebensmittel bestehen für den Einsatz von jodiertem Speisesalz noch größere Steigerungspotentiale. Zudem wird der Jodsalzeinsatz in Privathaushalten, bei Bäckereien und Metzgereien, in der Gemeinschaftsverpflegung und der Gastronomie allgemein akzeptiert (DGE 1996).

Aus dem einerseits etablierten Jodsalzeinsatz in den privaten Haushalten und dem andererseits gleichzeitig vorhandenen Joddefizit ist zu folgern, daß die Jodanreicherung auf der industriellen Herstellungsebene auch zukünftig forciert werden sollte. Der Gebrauch von jodiertem Salz bzw. dessen Einsatz in gesalzenen Produkten ist ein Beitrag zur bedarfsgerechten Versorgung der Bevölkerung. Den Jodbedarf auch mit Seefisch und Milch zu decken, ist eine weitere Möglichkeit, da diese Lebensmittel ursprünglich einen erhöhten Jodgehalt aufweisen.

### *Beispiel: Brennwertreduzierte Lebensmittel*

In Abschn. 4.3 wurde aufgezeigt, daß Übergewicht für einen beträchtlichen Teil der Bevölkerung ein Problem darstellt. Die empirisch erfaßten Daten zeigen immer wieder: Viele von uns essen zu viel, zu süß, zu fett und trinken zu viel Alkohol. Das Essen ist nicht nur zu energiereich, sondern es enthält auch eine ungünstige Nährstoffrelation. Beides gilt u.a. als Ursache für ernährungsabhängige Erkrankungen in Wohlstandsgesellschaften.

Zur Reduktion der täglich aufgenommenen Energiemenge bieten sich wiederum mehrere Möglichkeiten an: Zum einen kann durch vermehrten Verzehr von pflanzlicher Kost „Energie gespart" werden. Zum anderen können energiereduzierte Lebensmittel zeitweilig eine sinnvolle Hilfestellung sein.

Aber auch hier – ähnlich wie bei nährstoffangereicherten Lebensmitteln –

Tabelle 5.4 Möglichkeiten der Jodanreicherung in Deutschland und gesetzliche Anforderungen an die Mindest- und Höchstmengen. (Nach Großklaus 1994)

| Lebensmittel | Einheit | Mindestmenge | Höchstmenge |
|---|---|---|---|
| Säuglingsflaschennahrung | g/l | 50 | 150 |
| Lebensmittel auf Getreidegrundlage für Säuglinge und Kleinkinder | g/kg | 100 | 300 |
| Bilanzierte Diäten | g/Tag | 150 | 300 |
| Formuladiäten zur Gewichtsreduktion | g/Tag | 150 | 300 |
| Jodiertes Speisesalz | mg/kg | 15 | 25 |
| Jodierter Kochsalzersatz | mg/kg | 15 | 25 |
| Jodiertes Nitritpökelsalz | mg/kg | 15 | 25 |

greifen nicht allein die gesundheitlichen Aspekte der energiereduzierten Lebensmittel. Es gibt genügend Lebensmittel, die eine gesundheitlich wünschenswerte Ernährung ermöglichen. Attraktiv ist für den Nutzer brennwertverminderter Lebensmittel nicht allein die Brennwertverminderung, sondern die gleichzeitige Aufrechterhaltung des Genußwertes, den das ursprüngliche, hochkalorische Produkt lieferte (Folkers 1992).

Sogenannte Light-Lebensmittel versprechen häufig den "Genuß ohne Reue". Sie wurden und werden von Verbrauchern genutzt, ohne daß sich damit das Ernährungsverhalten ändert. Diese Verbindung zwischen dem Verzehr neuer Produkte mit geringem Energiegehalt und einem strukturell unveränderten Ernährungsverhalten ist die eigentliche Grundlage für die umfangreiche Palette der Light-Produkte.

Brennwertreduzierte Lebensmittel werden in der Regel durch den Zusatz von Luft, Wasser, Bestandteilen ohne Brennwert (Ballaststoffe, Süßstoffe, Fettersatzstoffe) oder Bestandteilen mit geringerem Brennwert (Protein statt Fett, Kohlenhydrate statt Fett, Zuckerersatzstoffe statt Zucker) hergestellt. In Abhängigkeit davon, ob das vorliegende Lebensmittel brennwert*vermindert* oder brennwert*arm* ist, kann damit ein bestimmter Effekt beim Einsparen von Energie erzielt werden.

Die Brennwertverminderung hat jedoch auch Nachteile. So ist mit einer geringeren Energiedichte in vielen Fällen auch eine geringere Nährstoffdichte verbunden. Wer regelmäßig brennwertreduzierte Produkte verzehrt, tendiert zudem nur selten zu einem vermehrten, positiv zu bewertenden Verzehr pflanzlicher Produkte. Unabhängig davon dürfte es auch eine Frage der haushaltlichen Preiskalkulation des einzelnen sein, ob ein energetisches Gleichgewicht mit brennwertreduzierten Lebensmitteln oder mit einem grundlegend veränderten Ernährungsverhalten gewährleistet wird. Bei zeitlicher Begrenzung des Gebrauchs können brennwertreduzierte Lebensmittel jedoch durchaus eine Brücke zu einer gesünderen Ernährung sein. „Wer sich schwer tut, sein Körpergewicht unter Kontrolle zu halten oder wer bereits mehr oder weniger stark übergewichtig ist, der sollte es ruhig mit brennwertverminderten Lebensmitteln probieren. Vielleicht gelingt es ihm so, eine gesunde Lebensweise mit der Freude am Essen zu vereinen" (Diehl 1992). Der geringere Kaloriengehalt brennwertreduzierter Lebensmittel sollte als zeitweilig zu nutzender Vorteil oder vorübergehende Hilfestellung in Phasen der Gewichtsreduktion gesehen werden. Brennwertreduzierte Lebensmittel haben deshalb für einen großen Teil der Bevölkerung ihre Berechtigung und belegen, daß mit Hilfe der industriellen Verarbeitung von Lebensmitteln die praktikablen Möglichkeiten für eine gesündere Ernährungsweise gestiegen sind.

### 5.3.3
### Bequemlichkeit bei Einkauf und Zubereitung

Wie zeitsparend industriell vorgefertigte Lebensmittel in der Zubereitung sind, weiß jeder, der hin und wieder Fertigprodukte benutzt. So benötigt man beispielsweise für die Zubereitung eines industriell vorgefertigtes Kartoffelpürees durchschnittlich nur ca. 8 min. Dagegen dauert es ca. 35 min, bis man ein Kartoffelpüree aus Grundprodukten hergestellt hat (Meier-Ploeger 1991). Obwohl natürlich eine solche Zeitaufstellung auch von der küchentechnischen Begabung eines jeden Menschen abhängt, sind derartige zeitsparende Effekte einer der größten Vorteile von Fertiggerichten. Die Ernährungswissenschaftlerin Angelika Meier-Ploeger gibt jedoch zu bedenken, daß Zeitspareffekte durch Convenience-Gerichte durch Zeitverluste bei Einkauf und Informationsbeschaffung teilweise wieder kompensiert werden müssen. Industriell vorgefertigte Lebensmittel können zwar viel Zeit in der Küche sparen, die Informationsbeschaffung (beispielsweise über geschmackliche und gesundheitliche Qualitäten) kann jedoch wesentlich länger dauern als bei unverarbeiteten Lebensmitteln (Meier-Ploeger 1995). Dieses Argument trifft allerdings nur auf solche Menschen zu, die auch wirklich versuchen, sich die notwendigen Produktinformationen zu beschaffen. Doch dieser Mühe unterziehen sich wahrscheinlich die wenigsten Nutzer des umfangreichen Convenience-Angebotes. Der größte Teil der Convenience-Nutzer schätzt gerade die zeitlichen Vorteile bei der Zubereitung und informiert sich kaum.
Doch die vorgefertigten Lebensmittel helfen nicht nur, Zeit zu sparen. Es werden dem Zubereitenden auch Arbeitsgänge abgenommen, deren Erfolg von der Erfahrung und Übung in der Küche abhängt (z.B. das Schälen der Kartoffeln

und das Abschmecken von Gerichten). Viele Menschen sind bestrebt und aufgrund ihrer Vollberufstätigkeit gezwungen, die Zeit für die Zubereitung von Gerichten in der Küche auf ein Mindestmaß zu beschränken. Zudem schwindet z. T. auch die hauswirtschaftliche Kompetenz sowohl bei Männern als auch Frauen. Begründet werden kann dies durch Entfremdungsvorgänge und die soziodemographischen Veränderungen, wie sie im Abschn. 3.5 beschrieben sind. In diesem Sinne können vorgefertigte Gerichte in zahlreichen Situationen eine praktische und gesunde Lösung darstellen.

Die Lebensmittelindustrie übernimmt mit ihrem Angebot an fertigen oder halbfertigen Produkten viele Arbeiten, die sonst auf die haushaltliche Zubereitung entfallen würden. Industrielle Lebensmittelverarbeitung kann so den Eignungswert von Lebensmitteln durchaus erhöhen, da bestimmte unerwünschte Aktivitäten aus dem Haushaltsbereich ausgelagert werden können. Berücksichtigt man das breite Spektrum der angebotenen vorgefertigten Lebensmittel und die vielfältigen Angebotsformen, so ist diese Auslagerung insgesamt positiv zu bewerten (Paulus 1990). Diese Einschätzung fällt schlechter aus, wenn man an die geringeren individuellen Beeinflussungsmöglichkeiten der Geschmacksqualitäten des industriell gefertigten Produktes denkt oder sie am Maßstab gekonnt zubereiteter häuslicher Speisen bewertet. Daß die Nutzung industriell vorgefertigter Lebensmittel auch dann nicht automatisch mit einer ungesunden Ernährungsweise gleichzusetzen ist, zeigt das Beispiel tiefgekühlter Lebensmittel.

### *Beispiel: Tiefgekühlte Lebensmittel*

Die steigende Verbrauchsentwicklung der vergangenen drei Jahrzehnte bei tiefgekühlten Lebensmitteln setzte sich auch 1995 und 1996 fort. Nach der Absatzstatistik des Deutschen Tiefkühlinstitutes (DTI) stieg 1996 der Pro-Kopf-Verbrauch an Tiefkühlkost (ohne Rohfleisch und Wild) auf 18,2 kg von 17,9 kg im Jahre 1995 (DTI 1997 a). Abbildung 5.2 stellt die Verbrauchsentwicklung für einige ausgewählte Produktgruppen dar.

Als wichtigste Verbrauchsmotive gelten die einfache und schnelle Zubereitung, die ganzjährige Verfügbarkeit der Produkte (v. a. der Gemüseprodukte), der Wegfall unbeliebter Vorarbeiten und die guten Vorratseigenschaften. Tiefkühlkost weist viele Eigenschaften auf, die sie für private Haushalte, aber auch für Großhaushalte interessant macht. Die Produktinnovationen spielen für den Verbrauchsanstieg eine herausragende Rolle, da sich die Branche auf diese Weise neue Teilmärkte schafft.

Der Markt für die privaten Haushalte wird dominiert von den Markenartikelanbietern, zunehmende Konkurrenz entsteht jedoch durch die Handelsmarken des Einzelhandels und der Heimdienste (Pawlik 1993). Trotz des zunehmenden Konsums bestehen aber Zweifel über den Nährwertgehalt tiefgekühlter Produkte.

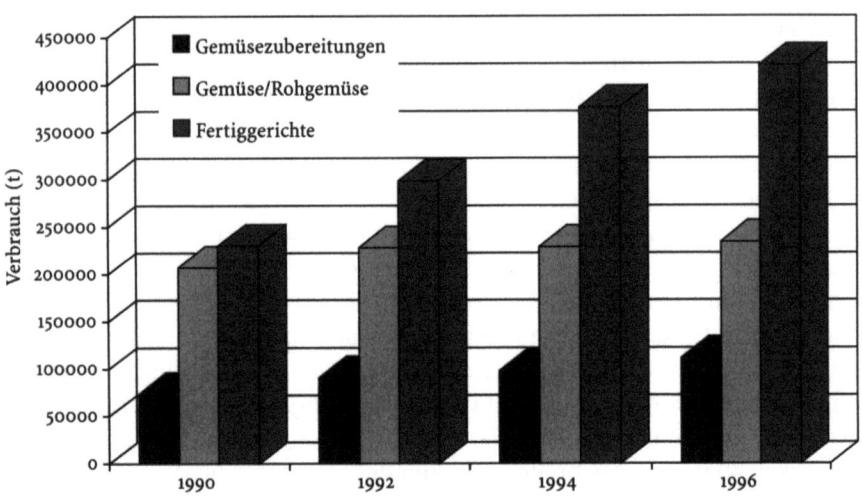

**Abb. 5.2** Verbrauch ausgewählter Tiefkühlkost von 1990–1996 in Tonnen. (Nach DTI 1997b)

Im Institut für Ernährungswissenschaft der Universität Bonn wurden von Hötzel und Zittermann (1992) naturwissenschaftliche Forschungsergebnisse über Nährstoffverluste zusammengetragen und ein Qualitätsvergleich zwischen frischen und tiefgekühlten Lebensmitteln durchgeführt. Die pflanzlichen Lebensmittel wurden anhand ihres Vitamin-C-Gehaltes beurteilt, weil dieses sehr empfindlich gegenüber Luftsauerstoff, Enzymen (Ascorbinsäure-Oxidase) und Schwermetallen ist. Außerdem ist Vitamin C gut wasserlöslich. Führt ein technologisches Verfahren zu entsprechenden Vitaminverlusten im Lebensmittel, kann davon ausgegangen werden, daß auch andere empfindliche Inhaltsstoffe betroffen sind. Der Vitamin-C-Gehalt wird deshalb häufig zur Beurteilung von Nährstoffverlusten herangezogen.

Tiefgefrorene pflanzliche Produkte durchlaufen im Vorfeld der haushaltlichen Zubereitung in der Regel eine Vorlagerungsphase, den Blanchierprozeß, die Gefrierlagerung (→ Glossar), eine Auftauphase und letztendlich die Zubereitungsphase selbst. In der industriellen Fertigung wird auf die Vorlagerung zumeist verzichtet, da diese bereits zu hohen Vitaminverlusten (bis zu 50 %) führen kann. Auch das Blanchieren führt zur Abnahme des Vitamin-C-Gehaltes, bedingt durch Auslaugen und Oxidationsvorgänge. Die Wissenschaftler kommen in der Auswertung zahlreicher, bis zurück in die 60er Jahre reichenden Untersuchungsergebnisse zu dem Schluß, daß Veränderungen des Lebensmittels durch die Gefrierlagerung aufgehalten, aber nicht vollständig verhindert werden können. Die Vitaminverluste sind jedoch um so geringer, je kürzer die Lagerzeiten und je niedriger die Lagertemperaturen sind. Bei der

Mehrzahl der Untersuchungen schnitten die frischen, direkt zubereiteten Gemüseprodukte (z. T. jedoch geringfügig) besser ab als die Tiefkühlware. Tiefgekühlte Lebensmittel sind v. a. dann bzgl. des Vitamin-C-Gehaltes überlegen, wenn die Rohprodukte erntefrisch verarbeitet wurden. Dies kann fast nur noch durch eigenen Gemüse- und Obstanbau sowie durch die lebensmittelverarbeitende Industrie ermöglicht werden (Hötzel u. Zittermann 1992).

Auch andere Autoren kommen zu dem Ergebnis, daß die Unterschiede zwischen frischer Ware und tiefgekühlten Produkten meistens gering sind. Für Lebensmittel, bei denen der Verlust des Turgors (→ Glossar) nicht als entscheidende Qualitätsminderung gewertet wird (z. B. Salatarten, Gurken, Tomaten), ist das Tiefgefrieren das schonendste Konservierungsverfahren. Dies trifft allerdings nur zu, wenn eine Lagerzeit von 3–6 Monaten und eine Lagerungstemperatur von –18 °C nicht überschritten wird. Da die Gefrierlagerung außerdem mit einem hohen Energieaufwand verbunden ist, sollte die Lagerung im privaten Haushalt aus ökologischen Gründen so kurz wie möglich sein (Heiss 1996). Zusätzlich ist zu bedenken, daß die natürlichen Schwankungen des Nährstoffgehaltes, bedingt durch die Sorte, den Erntezeitpunkt, klimatische Einflüsse, Bodenbeschaffenheit und Zubereitungsmethode im Haushalt, in vielen Fällen größere Bedeutung bei der Verursachung von Nährstoffverlusten haben als das Konservierungsverfahren selbst.

Einige tiefgefrorene Produkte können durchaus einen Beitrag zur gesunden Ernährung leisten, beispielsweise vorbereitetes Gemüse, Gemüsemischungen oder Seefisch. Nährstoffverluste beim industriellen Tiefgefrieren sind in der Regel zu tolerieren. Vielfach würde im Alltag auf die eigene Zubereitung verzichtet werden, wenn nicht bereits vorbereitete Produkte zur Verfügung stünden. Bevor also gar kein Gemüse oder Seefisch gegessen wird, weil Reinigung und Zubereitung zu lange dauern und auch Geschick beim Abschmecken und Nährstofferhaltung erfordern würden, ist der Griff in die Tiefkühltruhe durchaus anzuraten.

### 5.3.4
### Qualitätssicherung auf industrieller Ebene

Erzeuger von Lebensmitteln tragen eine hohe Verantwortung gegenüber der Bevölkerung. Sie müssen sicherstellen, daß die Lebensmittel den lebensmittelrechtlichen Anforderungen entsprechen und der Verbraucherschutz gewährleistet ist. Das ist nicht allein mit Vorschriften und Kontrollen durch Gesetzgeber und Lebensmittelüberwachung zu garantieren. Zu Beginn dieses Buches wurden die Reaktionsmöglichkeiten der Verbraucher auf das Negativimage industriell gefertigter Lebensmittel dargestellt (vgl. Abschn. 2.3). Die

Verwicklung eines Unternehmens in Skandale bewirkt schnell einen Umsatzrückgang und häufig auch eine existentielle Gefährdung anderer Unternehmen innerhalb der gleichen Branche. Lebensmittelhersteller haben ein elementares Interesse daran, einwandfreie und gesunde Lebensmittel herzustellen. Seit langem sind in der Lebensmittelbranche deshalb Maßnahmen der Qualitätssicherung und Selbstkontrolle erarbeitet und in die Praxis umgesetzt worden.

Maßnahmen der Qualitätssicherung garantieren keine "Null-Fehler-Produktion". Es wird allerdings versucht, durch entsprechende Strategien und Konzepte die Wahrscheinlichkeit für das Eintreten eines Fehlers zu minimieren. Aus der Sicht vieler Lebensmittelproduzenten ist „Qualitätssicherung gleichzeitig Voraussetzung, das Bild über die Qualität unserer Lebensmittel in der Öffentlichkeit zu korrigieren und das z.T. verlorengegangene Vertrauen des Verbrauchers in die Produkte der Lebensmittelindustrie zurückzugewinnen oder zu festigen" (Schneider 1990).

Hinter dem industriellen Qualitätssicherungsbegriff steckt eine eher technologische Auffassung, die sich an der stofflichen Beschaffenheit der Lebensmittel sowie an deren produktionsspezifischem Umfeld orientiert. Qualität im technologischen und auch rechtlichen Sinne wird allgemein als Summe aller wertbestimmenden Merkmale ausgedrückt, wobei hier v. a. die Beschaffenheit, d.h. die Zusammensetzung interessiert, aber auch die Verwendungseigenschaften und die Aufmachung des Lebensmittels (Rathke 1990).

Wieder einmal lassen sich deutliche Unterschiede zwischen dem Verständnis von Qualitätssicherung aus industrieller bzw. Verbrauchersicht aufzeigen. In Abschn. 3.3 wurde bereits festgestellt, daß für Teile der Verbraucherschaft viele immaterielle Aspekte zur Lebensmittelqualität gehören, die sich in der oben beschriebenen Orientierung an stofflichen Beschaffenheiten und ökonomisch notwendigen Prozeßoptimierungen nicht wiederfinden lassen. Nicht bezweifelt werden kann allerdings, daß die industrielle Qualitätssicherung die materiellen Werte – und hier v.a. den Gesundheitswert – der industriell gefertigten Lebensmittel kontrolliert und deshalb sichert. Einen Beitrag zur Verbesserung des Images in der Bevölkerung können Maßnahmen der Qualitätssicherung aber nur dann leisten, wenn sie auch im Rahmen der Unternehmenskommunikation gezielt an die Öffentlichkeit vermittelt werden.

Auch die europäischen Regelungen zur Qualitätssicherung verpflichten die Unternehmen, Maßnahmen der Selbstkontrolle auszubauen und zu verstärken. Durch die Europa-Richtlinie 93/43 EWG ist ein europaweiter Hygienestandard geschaffen. Er liegt z.T. höher als die bisher in der Bundesrepublik Deutschland geltenden Regelungen (Bertling 1995). Vor allem für kleine und mittlere Firmen der Lebensmittelbranche kostet es einen erheblichen

Mehraufwand, diese Richtlinie durchzusetzen. Die neuen Vorgaben betreffen:
- systematische Eigenkontrollen,
- Entnahme von Proben,
- Festschreibung und Durchführung von Überwachungs- und Kontrollverfahren sowie
- schriftliche Aufzeichnungen zur Vorlage bei einer Behörde (Bertling 1995).

Jedes Lebensmittelunternehmen ist nach dieser Richtlinie verpflichtet, die Lebensmittelhygiene auf allen Stufen der Produktion zu gewährleisten. Dazu müssen verschiedene Wege beschritten werden. Neben der Vorgabe allgemeiner Hygienevorschriften, der Festlegung von Kriterien der Mikrobiologie, der Temperaturkontrolle sowie der Ausarbeitung freiwilliger Leitlinien für eine "Gute-Hygiene-Praxis" muß das Unternehmen ein Konzept mit dem Namen "Hazard Analysis Critical Control Point" (HACCP) einführen.

*Beispiel: HACCP-Konzept*
Dieses HACCP-Konzept ist zur Feststellung bestimmter Gefahren (d. h. biologischer, chemischer oder physikalischer Eigenschaften eines Lebensmittels, die die Sicherheit nachteilig beeinflussen) und zur Festlegung wirksamer Kontrollmaßnahmen geeignet. Es basiert auf festen Verfahrensprinzipien (Food Linked Agro Industrial Research, o. J.):
1. Risikoanalyse auf allen Stufen der Lebensmittelproduktion;
2. Bestimmen der kritischen Punkte, Verfahren und Arbeitsgänge, die zur Vermeidung oder Minimierung des Auftretens von Risiken überwacht werden müssen;
3. Festlegung kritischer Grenzwerte, die zur Kontrolle der Risiken an einem kritischen Punkt unbedingt einzuhalten sind;
4. Festlegen eines Meßplanes (Überwachungssystem) zur regelmäßigen Überprüfung oder Beobachtung der kritischen Punkte;
5. Festlegung von Korrekturmaßnahmen;
6. Festlegung von Überprüfungsmaßnahmen (Überprüfung, ob die Kontrollen wirklich eingehalten werden) sowie dem
7. Einrichten einer Dokumentation über alle Maßnahmen und Aufzeichnungen.

Dieses präventive Überwachungssystem birgt einige Vorteile in sich: Es ist auf die gesamte Lebensmittelkette anwendbar und deshalb gut geeignet, das Vertrauen in die Produktsicherheit zu erhöhen. Durch HACCP wird der Schwerpunkt der Qualitätskontrolle nicht nur auf das Endprodukt gelegt, sondern auf die vorbeugende Qualitätssicherung im Produktionsprozeß. Durch eine dokumentierte Prozeßüberwachung werden außerdem Nachweise über die Einhaltung von Anforderungen, Richtlinien und/oder gesetzlichen Vorschriften erbracht.

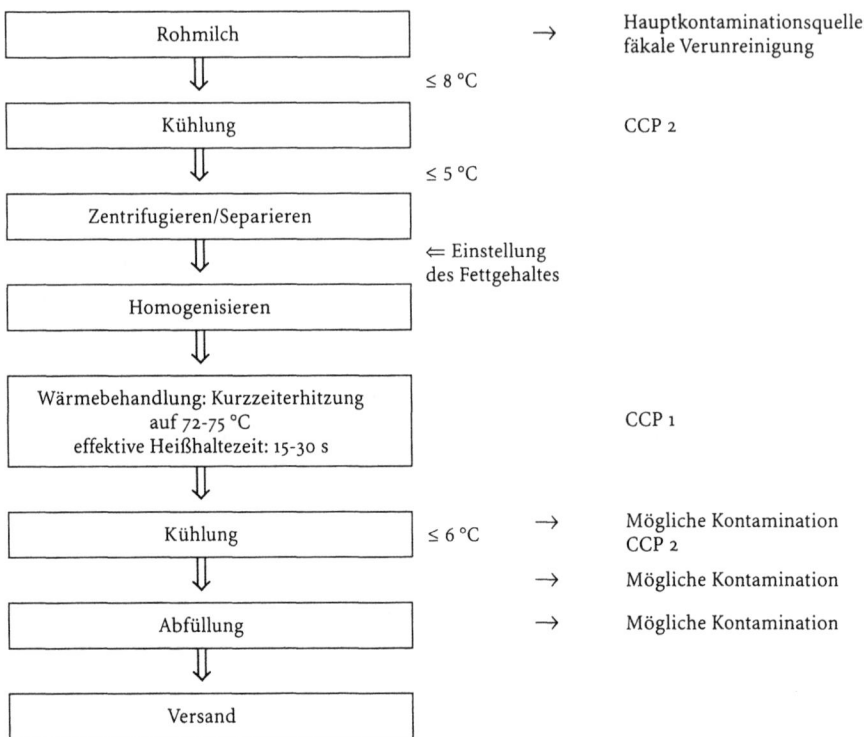

**Abb. 5.3** Prävention lebensmittelbedingter Salmonellosen durch HACCP bei der Wärmebehandlung von Milch. (Nach Sinell und Kleer 1995)

Es gibt zahlreiche HACCP-Anwendungen in der industriellen Fertigung. Es ist z. B. ein wirksames Mittel zur Salmonellosebekämpfung und findet in der Fleisch- und Geflügelverarbeitung, der Milchverarbeitung, der Herstellung fermentierter Lebensmittel tierischen Ursprungs (z. B. schnittfester Rohwürste), der Herstellung von Mayonnaise und Salatdressings breite Anwendung. Abbildung 5.3 verdeutlicht beispielsweise die "kritischen Kontrollpunkte" (CCP) für das Salmonellenrisiko bei der Herstellung wärmebehandelter Konsummilch, wobei die angegebenen Zeiten und Erhitzungs- bzw. Kühltemperaturen für die Milch gesetzlich festgelegt sind (Milchverordnung).

Die Hauptkontaminationsquelle für Salmonellen ist die Verunreinigung durch Fäkalien im Erzeugerbetrieb. Weitere Möglichkeiten der Kontamination entstehen durch die Anlagenteile und die Umgebung im Bearbeitungsbetrieb. Der wichtigste Gefahrenpunkt bei der Pasteurisierung von Milch ist jedoch die Erhitzung selbst (CCP 1). Hierbei werden kontinuierliche thermographische Aufzeichnungen durchgeführt. Die qualitätssichernden Maßnahmen haben in diesem Fall das Ziel, die gesetzlich verbindlichen Temperaturen und Heißhaltezeiten keinesfalls zu unterschreiten. Außerdem bedarf das gesamte milchführende System in den Molkereien der ständigen Überwachung. Die konsequente Anwendung des HACCP-Konzeptes kann einen wesentlichen Betrag dazu leisten, die Lebensmittelqualität zu sichern (Sinell und Kleer 1995) – und dies nicht nur im Hinblick auf die Salmonellenproblematik. Maßnahmen der Qualitätssicherung dienen zudem dem Nachweis, daß die Sorgfaltspflicht vom Hersteller in den verschiedenen Phasen der Produktion und Verarbeitung erfüllt worden ist. Dies gilt für die Wareneingangskontrollen und Herstellungsphasen, Abfüllungs- bzw. Verpackungskontrollen sowie vielfältige Umfeld- und Begleituntersuchungen. Der Gesundheitswert industriell gefertigter Lebensmittel ist somit nicht dem Zufall überlassen, sondern wird schon durch die Integration von Kontrollmaßnahmen bereits in die Planungs- und Produktionsprozesse industrieller Lebensmittelfertigung unterstützt und beeinflußt.

### 5.3.5
**Lebensmittelkennzeichnung**

Für Produkte aus der industriellen Fertigung, die in der Regel in verschlossenen Verpackungen auf den Markt gelangen, gilt zusätzlich die Lebensmittelkennzeichnungsverordnung (LMKV). Fertigpackungen müssen bestimmte Kennzeichnungselemente aufweisen. Folgende Angaben sind verbindlich für Fertigpackungen vorgeschrieben:
- Verkehrsbezeichnung,
- Name und Anschrift des Herstellers, Verpackers oder eines in der EU niedergelassenen Verkäufers,
- Verzeichnis der Zutaten,
- Mindesthaltbarkeitsdatum sowie
- die Menge des Inhalts.

Von besonderer Bedeutung für die Verbraucher sind Mindesthaltbarkeitsdatum und Zutatenverzeichnis. Mit dem Mindesthaltbarkeitsdatum eines Lebensmittels wird dem Verbraucher garantiert, daß das Lebensmittel bis zum angegebenen Zeitpunkt unter angemessenen Aufbewahrungsbedingungen seine spezifischen Eigenschaften behält. Im Gegensatz zur weitläufigen Auffassung von Verbrauchern ist es kein Verfallsdatum, nach dessen Ablauf das Lebensmittel nicht mehr verkehrs- bzw. verzehrfähig wäre.

*Beispiel: Zutatenliste*
Im Zutatenverzeichnis müssen die im Lebensmittel verwendeten Zutaten in absteigender Reihenfolge ihrer Gewichtsanteile aufgezählt werden. Die Verwendung von Zusatzstoffen ist durch den Hersteller grundsätzlich kenntlich zu machen, Ausnahmen gelten nur für bestimmte Stoffe. Nach dem LMBG ist die Verwendung von Zusatzstoffen bei der Gewinnung, Herstellung oder Zubereitung von Lebensmitteln grundsätzlich verboten. Die Nutzung von Zusatzstoffen ist nur dann erlaubt, wenn sie durch den zuständigen Bundesminister mit Zustimmung des Bundesrates per Rechtsverordnung zugelassen wird. Eine Zulassung erfolgt aber nur, wenn keine wissenschaftlich begründbaren gesundheitlichen Bedenken hinsichtlich kumulativer und wechselseitiger Wirkungen eines Zusatzstoffes mit anderen Stoffen vorliegen. Der Einsatz von Zusatzstoffen ist zudem an die technologische Notwendigkeit bzgl. des betreffenden Lebensmittels gebunden.

Verbraucher erhalten mit den Produkten der industriellen Lebensmittelfertigung wichtige Informationen über die verwendeten Zutaten. Bei der privaten und handwerklichen Herstellung von Lebensmitteln ist dies in der Regel nicht der Fall, oft auch nicht notwendig. Die Lebensmittelkennzeichnung sichert den Verbrauchern Informationen über viele Inhaltsstoffe und ermöglicht somit eine Orientierungshilfe bei der individuellen Kaufentscheidung. Jeder Stoff, der bei der Herstellung eines Lebensmittels verwendet wird und unverändert oder verändert im Endprodukt enthalten ist, stellt im rechtlichen Sinne eine Zutat dar.

Ein Beispiel ist hier das Vitamin C, welches zum einen wegen seiner physiologisch positiven Eigenschaften in Lebensmitteln verwendet wird, zum anderen wegen seiner verschiedenen technologischen Eigenschaften. Im Apfelsaft wird es z.B. als Antioxidationsmittel angewendet und gewährleistet somit einen

**Tabelle 5.5** Beispiele für die Deklaration von Vitamin C. (Nach Deifel 1994)

| Naturtrüber Apfelsaft  *Zutaten:* | Weizenmehl  *Zutaten:* | Schinkenwurst  *Zutaten:* |
|---|---|---|
| Apfelsaft  Vitamin C 20 mg/100 g | Weizen  Mehlbehandlungsmittel:  L-Ascorbinsäure | Schweinefleisch  Speck  Rindfleisch  Trinkwasser  Nitritpökelsalz  Gewürze  Zuckerstoffe  Emulgator  Ascorbinsäure |

farblich ansprechenden Saft. In Brühwürsten dient es als Hilfsmittel bei der Bildung des roten Pökelfarbstoffes (→ Glossar). Vitamin C sichert hier eine rasche Umrötung und vermindert den Restnitritgehalt in der Wurst. Im Mehl trägt Vitamin C dazu bei, daß eine gute Lockerung in der Krume und ein größeres Gebäckvolumen zustande kommen. Die Zutatenlisten sehen für diese 3 Beispiele unterschiedlich aus (Tabelle 5.5).

Die unterschiedliche Deklaration ein und derselben Zutat hat lebensmittelrechtliche Gründe. Wird "Ascorbinsäure" deklariert, dann ist diese als technologischer Hilfsstoff zugesetzt worden. Die Leser der Zutatenliste müssen dann davon ausgehen, daß der Stoff bei der technologischen Wirkung seinen Vitamin-C-Charakter verliert. Wird "Vitamin C" in Verbindung mit einer mengenmäßigen Angabe deklariert, treten die technologischen Anwendungsgründe in den Hintergrund. Die Leser können ein mit Vitamin C angereichertes Lebensmittel erwarten (Deifel 1994).

Zusatzstoffe in Lebensmitteln sind insbesondere für empfindliche Personen von Bedeutung und ebenfalls Bestandteil der Zutatenliste. Trotz strenger Zulassungsbestimmungen kann es möglich sein, daß empfindliche Personen mit allergieähnlichen Erscheinungen reagieren. Vor allem bei den synthetischen Azofarbstoffen sind solche Reaktionen beobachtet worden. Betroffenen Personen hilft oft ein Blick auf die Zutatenliste, um die für sie ungünstigen Produkte erkennen und meiden zu können.

In der Vergangenheit wurden an Schulen, Kindergärten und anderen öffentlichen Institutionen anonyme Listen ausgelegt, die Zusatzstoffe als krebserzeugend und nachweislich für die menschliche Gesundheit gefährlich klassifizieren. Dadurch entstand z.T. erhebliche Verunsicherung gegenüber Zusatzstoffen. Diese Behauptungen halten einer wissenschaftlichen Beurteilung nicht stand und sind falsch (aid 1996). Öffentliche Ernährungsberatungseinrichtungen bieten hingegen umfangreiches Aufklärungsmaterial zu den Zusatzstoffen, deren gesundheitliche Wirkungen und technologische Zwecke. Sie gewähren wissenschaftlich nachvollziehbare, verständlich aufbereitete Informationen.

Die Europäische Kommission plant auch im Europäischen Binnenmarkt ein „ausgeprägtes und deutliches System zur Etikettierung, Aufmachung und Werbung in der Form von zwingenden Rechtsvorschriften, um die Hersteller vor unlauterem Wettbewerb und die Verbraucher vor Täuschung zu schützen" (Stiftung Verbraucherinstitut 1992). Die Kennzeichnung ist das wichtigste Hilfsmittel, dem Recht der Verbraucher auf Information Rechnung zu tragen. Verbraucher können sich anhand der Kennzeichnung über das Produkt informieren, Abweichungen von persönlichen Erwartungen an das Produkt erkennen und bestimmte Kaufentscheidungen treffen.

Viele Verbraucher nutzen die Zutatenliste als Informationsweg beim Lebensmitteleinkauf. Sie jedoch richtig nutzen zu können, bedarf es, wie obiges Beispiel

zeigt, einiger Grundkenntnisse über die Eigenschaften der dort aufgeführten Stoffe und über grundlegende Deklarationsregeln. Obwohl die gesetzlich kontrollierte Lebensmittelkennzeichnung ein wichtiger Vorteil der industriell gefertigten Lebensmittel ist, sind mit ihr auch Probleme verbunden. Unter Förderung des Bundesministeriums für Gesundheit wurde 1994 eine Befragung mit mehr als 2500 Personen durchgeführt. Die Fragen richteten sich auf den Informationsnutzen der Lebensmittelkennzeichnung. Es sollte herausgefunden werden, ob die auf den Verpackungen enthaltenen Informationen auch wirklich eine Entscheidungshilfe für die Konsumenten darstellen. Die Repräsentativstudie gelangte zu dem Schluß, daß der subjektive Nutzen der Lebensmittelkennzeichnung für den Verbraucher hoch war, da die meisten der erfragten Informationen in die Auswahlentscheidungen mit einbezogen wurden. Nur 17 % der Bevölkerung mißtrauten der Lebensmittelkennzeichnung, der Rest der Bevölkerung dokumentierte ein hohes bzw. mittleres Vertrauen in die Korrektheit der Informationen. Informationsmenge und -verständlichkeit wurden allerdings von einem Drittel der Bevölkerung als "mangelhaft" eingestuft. Viele Befragte hatten Probleme, das Mindesthaltbarkeitsdatum, die Abkürzung "Fettgehalt i. Tr." oder auch den allgemeinen Informationsgehalt der E-Nummern richtig zu interpretieren. So kamen die Autoren letztendlich zu dem Schluß, daß die Verpackungsinformationen zwar das Vertrauen des Großteils der Bevölkerung besitzen, aber trotzdem häufig zu Fehlinformationen bei den Nutzern führen. Der objektive Informationsnutzen erscheint vor dem Hintergrund dieser Untersuchung eher gering (DGE 1996).
Gerade im Hinblick auf die neuen Verarbeitungsverfahren, insbesondere der bestrahlten und gentechnisch veränderten Lebensmittel, bleiben noch viele Deklarationswünsche der Verbraucher offen. Hinter zusätzlichen Deklarationsforderungen verbirgt sich zumeist der Wunsch, entsprechende Produkte auch tatsächlich meiden zu können. Für die Zusatzstoffe besteht diese Möglichkeit über den Weg der gesetzlich vorgeschriebenen Deklaration bereits, was aber die nach derzeitigem Kenntnisstand bestehende gesundheitliche Unbedenklichkeit der gesetzlich erlaubten Zusatzstoffe nicht in Frage stellt.

## 5.4 Zur gesundheitlichen Notwendigkeit der Lebensmittelverarbeitung

### 5.4.1 Verhinderung von Lebensmittelvergiftungen und -verderb

Die Sicherheit des konventionellen Lebensmittelangebotes wird in der öffentlichen Diskussion immer wieder in Frage gestellt. Dem ganz allgemein entgegenzuhalten ist, daß die durchschnittliche Lebenserwartung in den letzten 100 Jahren von 39 Jahren (1890) auf 75 Jahre (1990) gestiegen ist, sich also fast verdoppelt hat (Abb. 5.4).

Eine solche immense Steigerung wäre nicht möglich gewesen, wenn sich neben den verbesserten medizinischen und hygienischen Bedingungen nicht gleichzeitig auch das Lebensmittelangebot in Ausmaß und Qualität verbessert hätte (BLL 1994; Diehl 1983; Aebi 1983).

Aber dennoch gibt es auch heute einige Probleme der Lebensmittelsicherheit. Sie liegen nach Ansicht vieler Experten größtenteils nicht bei den toxikologischen Aspekten der Rückstände und Verunreinigungen, sondern vielmehr sind es die mikrobiologischen Probleme der Ernährung. Denn Lebensmittel sind weder am Beginn noch am Ende der Ernährungskette "tote Systeme". Sie unterliegen einer Vielzahl lebensmittelchemischer und mikrobiologischer Reaktionen, die z.T. erwünscht, häufig jedoch unerwünscht sind. Auch stark verarbeite Lebensmittel sind nicht keimfrei und beinhalten im Gegenteil viele Keime, die wegen ihrer Toxizität (bzw. ihrer toxischen Stoffwechselprodukte)

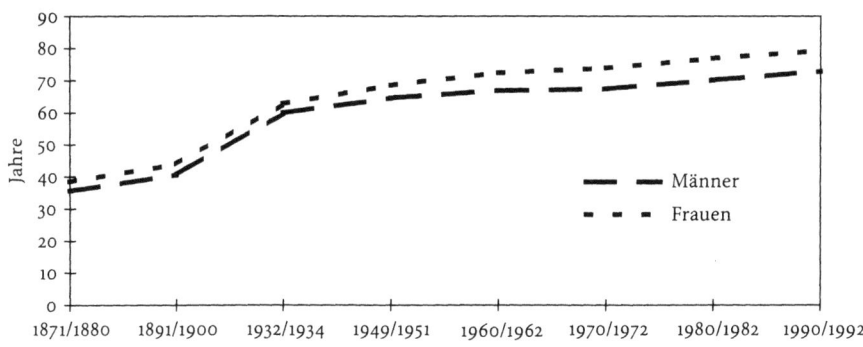

Abb. 5.4 Der Anstieg der durchschnittlichen Lebenserwartung von 1870–1992. (Nach Institut der deutschen Wirtschaft 1995)

Tabelle 5.6 Einflußfaktoren auf lebensmittelhygienische Risiken. (Nach Sinell 1992)

| Risiko | | | |
|---|---|---|---|
| durch die Zusammensetzung | | durch die Behandlung | |
| vermindert | erhöht | vermindert | erhöht |
| Niedriger $a_w$-Wert (→ Glossar) | Hoher $a_w$-Wert | Erhitzen in keimdichter Verpackung oder auch Unmittelbar vor dem Verzehr | Zerkleinern und Mischen |
| Nitrat/ Nitritzusatz | Keine Pökelung | | Unzureichende Erhitzung |
| pH-Senkung | Hoher pH-Wert | Keimfreie Verpackung | Fehlende, undichte, unsaubere Verpackung |
| Intensive Raucheinwirkung | Kein Rauch | Kühlkette (→ Glossar) bis unmittelbar vor dem Verzehr nicht unterbrochen | Kontamination nach Zubereitung, Abfüllung oder Vepackung |
| Konservierungsstoffe | Keine Konservierungsstoffe | Verarbeitung im geschlossenen System ohne Kontaminationsquelle, keine Warmhalteperioden | Lagerung bei hoher Temperatur, ohne Kühlung nach Zubereitung, Warmhalteperioden |
| | | Begleitflora: kompetitiver Wachstumseffekt (→ Glossar) gegenüber der Entwicklung einer Monokultur von Pathogenen | Entwicklung einer Monokultur von Pathogenen ohne kompetitive Begleitflora |

berücksichtigt werden müssen. Bis zu 90 % aller Lebensmittelvergiftungen (→ Glossar) lassen sich auf den Verzehr bakteriell kontaminierter Lebensmittel zurückführen (Groot-Böhlhoff et al. 1994). Die Salmonellose stellte im Zeitraum 1991–1994 die bedeutendste bakterielle Infektionskrankheit dar. Die Zahl der registrierten Erkrankungen stieg seit 1986 kontinuierlich von 32.995 Fällen auf 195.378 Fälle im Jahre 1992 an (DGE 1996).

„Krankheitskeime können schon beim lebenden Tier vorkommen, die dann auf die erzeugten Lebensmittel übergehen. Durch sorgfältige tierärztliche

Untersuchung der zur Lebensmittelproduktion genutzten Tiere (v. a. Geflügel) und Einhaltung hygienisch einwandfreier Bedingungen bei der Schlachtung, Verarbeitung und Lagerung (Sorgfaltspflicht des Herstellers, Kontrolle durch die amtliche Lebensmittelüberwachung) können solche Kontaminationen wesentlich vermindert, aber *nicht völlig ausgeschlossen* werden" (DGE 1992).

In der Lebensmittelhygiene werden Gesundheits- oder Verderbsrisiken unterteilt in Risiken, die durch die *Zusammensetzung*, und Risiken, die durch *Behandlung* des Lebensmittels beeinflußt werden können (Tabelle 5.6).

Weil nicht nur die lebensmittelhygienischen Risiken, sondern auch die Verhältnisse im Lebensmittel so unterschiedlich sind (z. B. Wassergehalt, Salzgehalt, Verarbeitungseigenschaften), bedarf es einer Vielzahl von Maßnahmen, um den lebensmittelhygienischen Risiken entgegenzuwirken.

Man unterscheidet dabei die chemischen von den physikalischen und biologischen Verfahren. Zu den *chemischen* Verfahren gehört der Zusatz von Konservierungsstoffen. Deren antimikrobielle Wirkung beruht auf der Eigenschaft, die Zellwände und -membranen zu durchdringen und den Stoffwechsel der Mikroorganismenzellen zu behindern (Proteinsynthese und Enzymproduktion). So kann beispielsweise die Benzoesäure im sauren Lebensmittelmilieu durch die Zellmembranen der Mikroorganismen gelangen. Ihre Wirkung gegenüber Mikroorganismen beruht auf einem Hemmeffekt der Enzyme Katalase und Peroxidase. In den Zellen der unerwünschten Mikroorganismen sammelt sich das als Zellgift wirkende Wasserstoffperoxid an und verhindert so eine weitere Ausbreitung von Mikroorganismen.

*Physikalische* Verfahren der Konservierung beruhen auf einer Senkung des $a_w$-Wertes durch Trocknen, Räuchern, Gefrieren, Salzen, Pökeln oder Zuckern von Lebensmitteln. Auch durch Erhitzen und Kühlen von Lebensmitteln (z. B. Pasteurisieren, Sterilisieren, Kühlen, Gefrieren) kann auf physikalischem Wege dem mikrobiellen Verderb von Lebensmittel entgegengewirkt werden.

Zu den *biologischen* Verfahren zählen die Milchsäuregärung und die alkoholische Gärung. Bei der Milchsäuregärung werden Kohlenhydrate durch Milchsäurebakterien zu Milchsäure abgebaut. Bei der alkoholischen Gärung hingegen entstehen aus Zuckern hauptsächlich Ethylalkohol und Kohlendioxid. In großem Umfang wird die alkoholische Gärung beispielsweise bei der Herstellung alkoholischer Getränke eingesetzt, aber auch bei der Teiggärung durch Bäckerhefe oder Sauerteig. Der konservierende Effekt der Gärungsverfahren besteht darin, daß sich Gärungsprodukte im Lebensmittel ansammeln, die die Entwicklungschancen unerwünschter Keime einschränken. Die kurz vorgestellten Verfahren geben einen Eindruck von den vielfältigen Verarbeitungsmaßnahmen, die zu einer Erhöhung der Lebensmittelqualität im Sinne der Eindämmung unerwünschter Mikroorganismen ergriffen werden.

Unter der Vielzahl möglicher und in Lebensmitteln unerwünschten Mikroorganismen befinden sich auch die mykotoxinbildenden Pilze. Auf diese wird im folgenden beispielhaft etwas näher eingegangen.

### Beispiel: Mykotoxinbildende Pilze

Mykotoxine sind toxische Stoffwechselprodukte von Schimmel- und anderen Pilzen, die sich auf Lebensmitteln vermehren. *Claviceps purpurea* gehört beispielsweise zu den Getreidebrandpilzen. Seine Toxine, die Ergotalkaloide, verursachen die seit vielen Jahrhunderten bekannte Mutterkornvergiftung (Ergotismus). Aber auch andere Schimmelpilze können eine ganze Reihe von Giftstoffen bilden.

Der Schimmelpilz *Aspergillus flavus* verursachte 1960 in England eine Massenvergiftung von ca. 100.000 Truthühnern. Er war mit verschimmeltem Erdnußschrot in das Futter der Tiere gelangt (Sinell 1992). Das Toxin von *Aspergillus flavus*, das Aflatoxin, ist seitdem umfangreich erforscht und beschrieben worden. Es hat nicht nur akute leberzelltoxische, sondern bei hoher und langfristiger Aufnahme wahrscheinlich auch kanzerogene Wirkung.

Aflatoxine sind Mykotoxine, die häufig auf pflanzlichen Lebensmitteln (Erdnüsse, Mais, Mandeln), seltener auch auf Lebensmitteln tierischen Ursprungs (Milch- und Milchprodukte) vorkommen. Auch sind sie über "Carry-Over-Effekte" (→ Glossar) vom Tierfutter in das Tier und von dort zum Menschen

Tabelle 5.7 Die Verminderung von Aflatoxin durch lebensmitteltechnologische Maßnahmen. (Nach Ternes 1994)

| Behandlung /Lebensmittel | Verminderung von Aflatoxin (in %) |
|---|---|
| *Lagerung:* | |
| Fleisch (-18 °C, 6 Monate) | 20 (Aflatoxin $B_1$) |
| Rohwurst (20 °C, 4 Monate) | 16 (Aflatoxin $B_1$) |
| Konfitüre (22 °C, 6 Monate) | 62–74 (Aflatoxin $B_2$, $G_2$) |
| *Müllerei, Schälen:* | |
| Reis | 95 (Aflatoxin $B_1$) |
| *Zubereiten:* | |
| Reis kochen | 49 |
| Mehl verbacken | 13 |
| Nudeln kochen | 34 |
| Milch erhitzen | 12–35 |
| *Rösten:* | |
| Kaffee | 94 (Aflatoxin $B_1$) |

nachweisbar. Aflatoxine können durch verbesserte Analysemethoden unterdessen auch in Lebensmitteln nachgewiesen werden. Die gesetzliche Höchstmenge der Aflatoxinvariante Aflatoxin M1 wird jedoch nur in 0,2 % aller untersuchten Proben überschritten (DGE 1996). Im Vergleich mit den Untersuchungsergebnissen der 80er Jahre hat die Aflatoxinbelastung in der Milch abgenommen. Der Ernährungsbericht 1996 führt die Abnahme auf eine verbesserte Futtermittelkontrolle zurück. Zum Verbraucherschutz wurde bereits 1976 die Aflatoxinverordnung erlassen, und für bestimmte gefährdete Lebensmittel wurden Höchstmengen festgelegt. Im Jahre 1990 wurde diese Verordnung novelliert und gilt nun für alle Lebensmittel. Für die gesondert geregelten Säuglings- und Kleinkindernahrungen gelten in der Bundesrepublik Deutschland die weltweit niedrigsten Aflatoxinhöchstmengen überhaupt (DGE 1996).

Lebensmittelverarbeitung ist zur Eindämmung der toxinproduzierenden Schimmelpilze unerläßlich. Methoden der Lebensmittelkonservierung wirken präventiv, indem die "Lebensbedingungen" für die mikrobiellen Verderbniserreger möglichst schlecht gestaltet werden. Demgegenüber sind chemische, mikrobielle oder auch enzymatische Verfahren zur nachträglichen Entfernung bereits entstandener Toxine (Detoxifizierung) in der Praxis unbedeutend (Sinell 1992). Die Präventivmaßnahmen umfassen beispielsweise:

- Absenken des Wassergehaltes,
- Sauerstoffentzug und/oder Erhöhung der $CO_2$-Konzentration,
- pH-Wert von 2–3 oder höher als 6,5,
- Lagerung bei weniger als 5 °C.

Es gibt weitere Verarbeitungsverfahren, um Mykotoxine in verarbeiteten Lebensmitteln zu vermindern. So werden Aflatoxine beim Reis und auch beim Getreide mit dem Entfernen der Randschichten beseitigt. Die Tabelle 5.7 zeigt Maßnahmen der Lebensmittelverarbeitung und ihre Effekte auf die Verminderung von Aflatoxinwerten. Die stärkste Aflatoxinverminderung wird durch das Schälen des Reis bzw. durch das Rösten von Kaffee erreicht.

Wie das Beispiel der Mykotoxine zeigt, erhöhen Konservierungs- und Verarbeitungsverfahren die Lebensmittelsicherheit. Entgegen der weit verbreiteten Anschauung, die Lebensmittelkonservierung würde zur "Verkünstlichung" von Lebensmitteln genutzt, trägt sie unter den lebensmittelhygienischen Gesichtspunkten und des präventiven Gesundheitsschutzes von Verbrauchern wesentlich zur Lebensmittelsicherheit bei. Für die verderbniseinschränkende Wirkung lebensmittelverarbeitender Maßnahmen ließe sich eine Reihe weiterer Beispiele anführen. Mikrobieller Verderb ist ein Teil des natürlichen Kreislaufes, bei dem hochkomplexe organische Substanzen in kleine Bausteine zerlegt werden, die wiederum dem Aufbau neuer, lebendiger Substanzen dienen. Lebensmittel bieten geeignete Substrate für Mikroorganismen und werden daher von verderbserregender Flora auf primären oder sekundären Kontaminationswegen besonders häufig besiedelt.

Neben der Verhinderung des mikrobiologischen Verderbs liegt ein wesentliches Ziel der industriellen Lebensmittelverarbeitung darin, den nicht mikrobiologisch verursachten Verderbsprozessen entgegenzuwirken. Denn es gibt zudem eine Vielzahl von *chemischen, physikalischen* bzw. *biochemischen* Ursachen. Zu den biochemischen gehört z. B. die enzymatische Bräunungsreaktion (→ Glossar) als autolytisch ablaufende Reaktion. Diese findet in Lebensmitteln aufgrund der im Produkt natürlicherweise enthaltenen Enzyme statt und bewirkt unansehnliche Farbveränderungen. Atmosphärische Einflüsse wie Sauerstoff, Licht und Wärme bewirken ferner Austrocknungsprozesse im Lebensmittel (physikalische Verderbsursachen). Zu diesem ersten Bereich von Verderbsursachen gehören auch die Verunreinigungen aus dem Produktionsumfeld des Lebensmittels (chemische Verderbsursachen).

Nicht zu vergessen sind die *biologischen* Verderbsursachen. Hierzu gehört der Parasitenbefall von Lebensmitteln, wie z. B. die Nematodenlarven im Fisch, aber auch ein nachträglicher Verderb der Lebensmittel durch bestimmte Küchenschädlinge.

Tabelle 5.8  Native Stoffe mit toxischer Wirkung (Beispiele)

| Stoffgruppe | Eigenschaften und Vorkommen |
| --- | --- |
| Proteaseinhibitoren (→ Glossar) | Inaktivieren eiweißspaltende Enzyme; im Pflanzenreich weit verbreitet, v. a. in Bohnen, Erdnüssen, Hafer, Sojabohnen, Buchweizen, Kartoffeln<br>Durch Zubereiten und Behandeln mit Hitze unwirksam |
| Enzyminhibitoren | Inaktivieren Enzyme;<br>Amylaseinhibitoren: in Himbeeren (Blätter), Weizen, Gerste, Roggen, Linsen<br>Cholinesteraseinhibitoren (Solanin): in Broccoli, Zuckerrübe, Spargel, Kartoffeln |
| Cyanogene Glycoside (→ Glossar) | In rund 1500 Pflanzenarten in geringen Mengen nachgewiesen, höhere Dosis in Bittermandel, Sorghum, Bambus |
| Biogene Amine (→ Glossar) | Stickstoffhaltige basische Verbindungen, als Abbauprodukte in leicht verderblichen Lebensmitteln (Fisch) enthalten; auch in fermentierten Lebensmitteln wie Käse, Sauerkraut, Wein |

Die vielfältigen Möglichkeiten zur Verhinderung des Lebensmittelverderbs beeinflussen die Lebensmittelqualität nachhaltig. Die Lebensmittelverarbeitung gestaltet die Umgebungsfaktoren des Lebensmittels so, daß die Verderbsursachen eingedämmt werden. Zum einen geschieht dies durch Beeinflussung der äußeren Umgebungsbedingungen des Lebensmittels (Temperatur, relative Luftfeuchte, Gasatmosphäre, Licht, Zeit, Kontaminationsmöglichkeiten, Personal-, Sach- und Betriebshygiene). Zum anderen muß den Verderbsursachen über die gezielte Gestaltung des inneren Lebensmittelmilieus (Inhaltsstoffe, $a_w$-Wert, pH-Wert, Ionenkonzentration) entgegengewirkt werden. In den meisten Fällen wird jedoch der verderbniseinschränkende Effekt nicht durch die Beeinflussung *einzelner* Lebensmittelbedingungen erreicht, sondern kann erst durch die *Kombination mehrerer Maßnahmen* erzielt werden.

## 5.4.2
### Eliminierung unerwünschter, nativer Stoffe

Lebensmittel mit geringstmöglicher Konzentration an schädlichen Stoffen gehören unbestritten zu einer gesunden Ernährungsweise (vgl. Abschn. 4.2.8). Für die Qualitätsbeurteilung des Lebensmittels ist deshalb ausschlaggebend, wie hoch der Gehalt an natürlichen Schadstoffen im unverarbeiteten, rohen Produkt ist und wie hoch der Schadstoffgehalt nach dem Verarbeiten ist.
Besonders in pflanzlichen Lebensmitteln kommen natürlich gebildete Schadstoffe häufiger vor (Tabelle 5.8). Selbst in kleinen Mengen können sie eine gesundheitsschädigende Wirkung im menschlichen und tierischen Organismus entfalten. Obwohl sie chemisch ganz unterschiedlich aufgebaut sind, können sie über die Schleimhäute des Magen-Darm-Traktes resorbiert werden. Native Stoffe mit toxischer Wirkung verursachen je nach Art, Menge und Konzentration akute, chronische, reversible oder irreversible Vergiftungen.
In vielen Fällen bieten technologische Verarbeitungsverfahren eine Möglichkeit, unerwünschte Inhaltsstoffe in Lebensmitteln während des Herstellungsprozesses zu vermindern. Verfahren wie Lagern, Waschen, Entfernen belasteter Bestandteile, aber auch Kochprozesse, Fritieren sowie mikrobiologische Reifungsvorgänge von Lebensmitteln verringern zumeist die Konzentration unerwünschter Inhaltsstoffe. Dadurch ist es überhaupt erst möglich geworden, bestimmte pflanzliche Rohprodukte in größerem Umfang für die menschliche Ernährung nutzbar zu machen. Aus der Vielzahl der Beispiele soll das Solanin aus der Gruppe der Enzyminhibitoren herausgegriffen werden.

Tabelle 5.9 Empfindlichkeit von Vitaminen gegenüber technologischen und chemischen Einflußgrößen (Grobcharakterisierung: s stabil; u unstabil). (Nach Heiss und Eichner 1984)

| Vitamin | Hitze | Sauerstoff | ph-Wert | | | Licht |
| --- | --- | --- | --- | --- | --- | --- |
| | | | neutral | sauer | alkalisch | |
| Vitamin A | u (s) | u | s | u (s) | s | u |
| Vitamin $B_2$ | u | s | s | s | u | u |
| Vitamin $B_6$ | s | s | s | s | s | u |
| Vitamin $B_{12}$ | s | u | s | s | s | u |
| Niacin | s | s | s | s | s | s |
| Pantothensäure | u | s | s | u | u | s |
| Biotin | u (s) | s | s | s | s | s |
| Folsäure | u | u (s) | u | u (s) | s | u (s) |
| Vitamin C | u | u | u | s | u | u |
| Vitamin D | u (s) | u | s | (s) | u | u |
| Vitamin E | u (s) | u | s | s | s | u |
| Vitamin K | u (s) | s | s | u (s) | u | u |

## Beispiel: Solanin

Von Solanin kann eine toxische Wirkung ausgehen. Diese Verbindung befindet sich z. B. in Kartoffeln und Tomaten, v. a. wenn sie unreif geerntet sind. Die Verbindung gehört zu den natürlicherweise in Nachtschattengewächsen enthaltenen Alkaloiden (→ Glossar). 99 % der Kartoffelalkaloide bestehen aus Solanin (Gemisch aus α-Solanin und α-Chaconin). Der normale, unschädliche Gehalt an Solanin beträgt zwischen 1,8–9,4 mg Solanin pro 100 g Frischkartoffeln und kann in seltenen Fällen bis auf 10–13 mg pro 100 g (Lindner 1986) frischer Kartoffeln steigen. Knollen mit einem Solaningehalt von unter 20 mg/100 g sind nicht gesundheitsschädigend. Höhere Mengen an Solanin, die auch zu Vergiftungserscheinungen führen können, befinden sich in grünen Tomaten, grünen Kartoffeln und Kartoffelkeimen. Solanin schmeckt kratzend und bitter. Die Verbindung hemmt das Enzym Cholinesterase im menschlichen Stoffwechsel, was zu Kopfschmerzen, Übelkeit, Magen-Darm-Reizungen, in schweren Fällen auch zu Kreislauf- und Atemstörungen führen kann.

Der relativ geringe Solaningehalt der heute erhältlichen Speisekartoffeln ist das Ergebnis langjähriger Züchtungsanstrengungen. Dennoch sind rohe, ungekochte Kartoffeln in größeren Mengen nicht genießbar. Solanin ist gut wasserlöslich und geht beim Kochen teilweise in das Kochwasser über, ohne sich zu zersetzen. Solanin zersetzt sich erst ab einer Hitzeeinwirkung von 260–270 °C. Thermische Verarbeitungsverfahren der Kartoffel bewirken jedoch eine Solaninreduktion von ca. 20 % des Gesamtgehaltes, Fritieren bewirkt aufgrund der

Tabelle 5.10 Milcherhitzungsverfahren und deren Einfluß auf die Keimabtötung. (Nach Heiss 1996)

| Verfahren in °C | Temperatur | Zeit | Keimab-tötung in % | Bemerkungen |
| --- | --- | --- | --- | --- |
| Aufkochen | 100 | Keine Angabe | Keine Angabe | Haushaltsmethode |
| Dauererhitzung | 62–65 | ≥ 30 min | 95 | Unwirtschaftlich |
| Thermisation | 68–72 | 8–40 s | 99 | Nur für Käsereimilch |
| Kurzzeiterhitzung (Pasteurisation) | 71–74 | 40–45 s | 99,5 | Kaum Vitaminverluste |
| Hocherhitzung | ≥ 85 | 8–15 s | 99,5 | Bis zu 20% Vitaminverluste |
| Ultrahocherhitzung | 135–150 | 2–8 s | 99,9–100 | Nur bei aseptischer Weiterverarbeitung |
| Sterilisation | 110–115 | 20–25 min | 100 | Circa 30% Vitaminverluste |

höheren Temperaturen eine Reduktion von ca. 22%. Das Schälen von Kartoffeln und Entfernen grüner Stellen hingegen bewirkt eine Verminderung des Solanins um 90% (Ternes 1994).

Viele andere Beispiele könnten belegen, daß verarbeitende Maßnahmen in vielen Fällen der Reduktion von ernährungsphysiologisch negativ zu bewertenden Substanzen dienen. Lebensmittelverarbeitung – sei es nun auf der haushaltlichen, handwerklichen oder auch industriellen Herstellungsebene – ist deshalb keineswegs mit einer Wertminderung des Lebensmittels gleichzusetzen. Lebensmittelverarbeitung ist vielmehr häufig gesundheitlich notwendig und ermöglicht den Verzehr von Lebensmitteln, die in unverarbeiteter Form gesundheitlich bedenklich oder aber unbekömmlich sind.

### 5.4.3
### Nährstoffschonung durch Technologie

Die Be- und Verarbeitung von Lebensmitteln beeinflußt den Gesundheitswert von Lebensmitteln aber nicht nur durch die Verringerung mikrobiologischer Risiken oder die Eliminierung nativer Schadstoffe. Es ist ferner wichtig, daß die qualitätsgebenden Inhaltsstoffe erhalten bleiben. Das betrifft vornehmlich den Einfluß von Verarbeitungsmaßnahmen auf wertgebende Inhaltsstoffe wie Vitamine und Mineralstoffe. Aufgrund deren Empfindlichkeit gegenüber z. B.

Tabelle 5.11 Verluste ausgewählter Vitamine in % durch verschiedene Erhitzungsverfahren. (Nach Ternes 1994)

| Behandlungs-verfahren | Vitamin C | Vitamin $B_1$ | Vitamin $B_6$ | Vitamin $B_{12}$ |
|---|---|---|---|---|
| Pasteurisieren | 5–15 | 10 | 0–5 | 10 |
| Ultrahocherhitzen | 10–20 | 5–15 | 10 | 10–20 |
| Sterilisieren | 15–20 | 10–20 | 5–8 | 20 |
| Kochen | 30–50 | 30–40 | 10–20 | 80–100 |

Sauerstoff, Hitzeeinwirkung, Licht und Wasser ist eine Abnahme bestimmter Inhaltsstoffe fast immer unvermeidlich. Dabei besitzt jedes Vitamin eine andere Empfindlichkeit gegenüber diesen Faktoren (Tabelle 5.9). In der öffentlichen Diskussion wird häufig übersehen, daß moderne Verarbeitungstechnologie immer auch eingesetzt wird, um die Nährstoffe möglichst umfassend im Lebensmittel zu bewahren. Vitamin C und Folsäure sind beispielsweise sehr empfindliche Vitamine, während Niacin und Vitamin $B_6$ gegenüber den äußeren Einflüssen recht stabil sind.

Wesentliches Ziel der Lebensmittelverarbeitung ist es nun, den gewünschten Zustand von Haltbarkeit, mikrobiologischer Sicherheit oder sensorischer Beeinflussung zu erreichen, Nährwertveränderungen jedoch auf ein Minimum zu reduzieren. Ein gutes Beispiel ist die wärmebehandelte Milch.

### *Beispiel: Wärmebehandlung der Milch*

Durch die Wärmebehandlungsverfahren von Milch soll eine Verminderung von pathogenen Keimen erzielt werden. Dafür gibt es verschiedene technologische Verfahren, wobei sie sich in den Erhitzungstemperaturen und Heißhaltezeiten unterscheiden. Die einfachste Art der Milcherhitzung ist das Aufkochen von Milch, welches früher in Haushalten üblich war (Tabelle 5.10).

Industriell angewendete Verfahren töten Keime zu mehr als 95% ab. Mit diesem erwünschten Effekt sind allerdings auch unerwünschte Effekte verbunden. Neben dem Vitaminabbau ist an die Denaturierung von Proteinen (Molkenproteine), die Inaktivierung bestimmter Enzyme und die Maillardreaktion (→ Glossar) zu denken. Grobe Anhaltspunkte für die Vitaminverluste liefert die Tabelle 5.10. Für die Vitamine C, $B_1$, $B_6$, $B_{12}$ sind die Verluste bei den wichtigsten Verfahren in Tabelle 5.11 genauer dargestellt.

Deutlich zeigt sich, daß die Vitaminverluste beim Pasteurisieren lediglich etwa 10–15% der Ausgangswerte betragen. Verglichen mit der dadurch hervorgerufenen Keimverminderung, die gerade für besonders empfindliche Bevölkerungsgruppierungen ausschlaggebend ist (Kinder, Schwangere, Kranke) sind die Vitaminverluste sicherlich in Kauf zu nehmen. Dieses Abwägen

Tabelle 5.12 Gehalt ausgewählter Vitamine in Reis verschiedener Verarbeitungsstufen. (Nach Belitz und Grosch 1994)

| Verarbeitungsstufe | Vitamingehalte in mg/kg | | |
| --- | --- | --- | --- |
| | Thiamin | Riboflavin | Niacin |
| In Rohreis | 3,4 | 0,55 | 54,1 |
| In Weißreis | 0,5 | 0,19 | 16,4 |
| In Parboiled-Reis | 2,5 | 0,38 | 32,2 |

zwischen verschiedenen Zielen ist das eigentliche Problem moderner Lebensmittelverarbeitung. Die Entscheidungen sind stets kritisierbar, doch müssen sie zugleich, in welcher Form auch immer, getroffen werden.

Ein anderes Beispiel, wie mit Hilfe eines technologischen Verarbeitungsverfahrens der Nährstoffgehalt des Endproduktes beeinflußt werden kann, bietet die Reisverarbeitung.

*Beispiel: Parboiled-Reis*

Beim Polieren der Reiskörner geht ein großer Teil der Mineralstoffe und Vitamine verloren, weil sich diese in Samenschale und Silberhäutchen befinden. Die Vermahlung von Reis umfaßt zunächst das Schälen des Rohreises, wobei die Spelzen entfernt werden. Der so entstandene Braunreis wird anschließend geschliffen und poliert. Polierter Reis hat keine Frucht- und Samenschale mehr und wird auch als Weißreis bezeichnet. Er ist im Vergleich zum Rohprodukt arm an Vitaminen und Mineralstoffen.

Mit Hilfe des Parboiling-Verfahrens kann der Nährwert allerdings erhöht werden. Das Verfahren wurde ursprünglich zur besseren Entfernung der Spelzen entwickelt, doch schnell nutzte man die damit verbundenen positiven Folgen für den Nährwertgehalt. Vereinfacht dargestellt, wird der Rohreis in heißem Wasser eingeweicht, im Autoklaven gedämpft, getrocknet und erst dann poliert. Das Endprodukt ist der Parboiled-Reis. Das Verfahren wird bei ca. 25 % der gesamten Welternte durchgeführt (Belitz und Grosch 1992). Mineralstoffe und Vitamine diffundieren bei diesem Verfahren aus den äußeren Kornschichten ins Innere des Reiskorns (Endosperm) und bleiben so auch nach dem Abtrennen der äußeren Aleuronschicht erhalten. Bei Naturreis können die Kochverluste des Thiamins bis zu 77 % betragen, während sie sich beim Parboiled-Reis nur auf ca. 36 % belaufen (Ternes 1994). Tabelle 5.12 veranschaulicht die Vorteile des Verfahrens für die Erhaltung ausgewählter Vitamine auf verschiedenen Verarbeitungsstufen.

Die Untersuchungsergebnisse zeigen, daß mit dem Parboiled-Verfahren ein Großteil der natürlich enthaltenen Vitaminmengen erhalten bleibt. Die Gehalte an Thiamin, Riboflavin und auch Niacin sind im Vergleich zum Weißreis um

Tabelle 5.13 Verluste des Gesamtascorbinsäuregehalts von Kohlrabi durch häusliche Zubereitungsverfahren (n = Anzahl der untersuchten Proben). (Nach Winter et al. 1994)

| Gargrad | Verluste an Vitamin C in % durch | | |
|---|---|---|---|
| | wasserarmes Garen n=8 | konventionelles Kochen n=8 | Druckgaren n=8 |
| Zu hart | 7,3 +/- 8,0 | 15,4 +/- 7,8 | 22,7 +/- 10,3 |
| Bißfest | 13,8 +/- 12,5 | 21,6 +/- 8,1 | 26,7 +/- 7,0 |
| Etwas zu weich | 12,6 +/- 7,2 | 25,2 +/- 7,6 | 35,3 +/- 7,6 |
| Zu weich | 14,5 +/- 11,4 | 31,1 +/- 8,1 | 41,4 +/- 2,1 |
| Übergar | 17,0 +/- 11,3 | 32,7 +/- 9,2 | 41,6 +/- 5,6 |

ein Vielfaches höher. Beim Parboiled-Verfahren wird zudem ein Teil der Stärke verkleistert. Dies führt zu verbesserten Kocheigenschaften und verringerten Kochzeiten. Enzyme werden durch die Hitze inaktiviert, was die enzymatischen Abbauprozesse von Lipiden hemmt und somit die Lagerfähigkeit des Reises erhöht. Gleichzeitig werden aber auch Antioxidanzien zerstört, und ihr Schutzeffekt gegenüber den Lipiden geht verloren. Dennoch führt auch hier der Einsatz moderner Verarbeitungsverfahren zur Schonung der Inhaltsstoffe und zu einfacher nutzbaren Lebensmitteln.

Die Beurteilung der heutigen Lebensmittelqualität sollte zudem stets berücksichtigen, daß auch die Behandlung der Lebensmittel im Haushalt hohe Bedeutung für den Nährstoffgehalt hat. Lebensmittel sind auch hier Lagerungsprozessen, Lichteinwirkung oder Hitzeeinwirkung ausgesetzt (Bognar 1988). Die Wahl der Garmethode und die Dauer des Garprozesses besitzen beispielsweise Einfluß auf den Vitamingehalt von Gemüse (Tabelle 5.13).

Tabelle 5.13 zeigt, daß der schonenden Behandlung von Lebensmitteln in der Küche eine erhebliche Bedeutung zukommt, wenn Nährstoffe auf dem Weg vom Rohprodukt zum verzehrfertigen Produkt bestmöglichst geschont werden sollen. Die Be- und Verarbeitung von Lebensmitteln in Haushalt und Industrie sind aber nicht allein für den Nährstoffgehalt verantwortlich. Der Gehalt in den Rohwaren legt bereits ein bestimmtes Qualitätsniveau fest, so daß die Auswahl hochwertiger Rohwaren die Voraussetzung für hochwertige Endprodukte ist. Und die Schwankungen im natürlichen Gehalt der Mikronährstoffe können die verarbeitungsbedingten Schwankungen übersteigen. Genetische Unterschiede verschiedener Sorten, klimatische Bedingungen und Reifestadium tragen entscheidend zum Nährstoffgehalt des Endproduktes bei. Nährstoffverluste, die durch Be- und Verarbeitungsmaßnahmen im Lebensmittel verursacht werden, müssen deshalb immer in Relation zu den Schwankungen im gesamten Produktionsverlauf gesehen werden. Pauschale Kritik an der Lebensmittelverarbeitung, die sich auf Nährstoffverluste stützt, greift offenbar zu kurz und wird den technologischen Möglichkeiten der Nährstoffschonung nicht gerecht. Bei optimierten Prozeßbedingungen ist es durchaus möglich, die Verluste gering zu halten. Vielmehr zeigt sich auch hier, daß es für den Verbraucher meist sinnvoller ist, ein gehaltvolleres, qualitativ hochwertiges Lebensmittel zu erwerben, als die Kritik auf mit geringerem Aufwand hergestellte Produkte zu konzentrieren und damit den vermeintlich stets qualitätsmindernden Einfluß der Lebensmittelverarbeitung zu beklagen. Dieses wird der Vielfalt des heutigen Angebotes nicht gerecht.

# Industriell gefertigte Lebensmittel und gesunde Ernährung: ein Widerspruch? 6

Fast alle unsere Lebensmittel gehen durch die Hände der Industrie, bevor wir sie vom Supermarkt nach Hause tragen. Aber wer kennt diese Wege heute noch persönlich und weiß, was sie im bzw. am Lebensmittel bewirken? Es gibt die am Anfang zitierte Umfrage, welche zeigt, daß sich ca. 1/3 der Befragten einer »schleichenden Vergiftung« durch unsere Lebensmittel ausgesetzt fühlt. Vom Beginn der 80er Jahre bis heute stieg der Anteil derer, die sich vor Gesundheitsgefährdungen durch Lebensmittel fürchten, von ca. 20 % auf 58 % der Bevölkerung. Das Image der Lebensmittelindustrie und ihrer Lebensmittel ist nicht das beste. Am Beginn dieses Buches stand deshalb die Ausgangsthese: Noch nie waren die Lebensmittel so gut wie heute und noch nie war ihr Image so schlecht.

Anzeichen des viel zitierten Negativimages bzgl. des Gesundheitswertes industriell gefertigter Lebensmittel sind in der Bevölkerung partiell vorhanden. Ihre Signalwirkung sollte jedoch nicht verallgemeinert werden. Denn Konsequenzen auf der Verbraucherseite blieben bisher aus: Es wendet sich nicht ein Drittel, geschweige denn mehr als die Hälfte der Bevölkerung vom industriellen Angebot ab und greift statt dessen stärker auf das alternative Angebot zurück. Auch ist nicht abzusehen, daß die Bevölkerung stärker das Informationsangebot öffentlicher Ernährungsberatungsstellen nutzen wird, um zu erfahren, welche Möglichkeiten der gesunden Ernährung sich heute bieten oder ob das derzeitige Lebensmittelangebot wirklich ein Grund zum Fürchten ist. Noch nie waren in den Industriestaaten die Chancen für eine gesunde Ernährung so gut, und noch nie wurden sie so schlecht genutzt.

Verpufft die Diskussion über Lebensmittelängste und Verunsicherung an der Diskrepanz von Denken und Tun? Sie tut es nicht, denn Widersprüche im Ernährungsverhalten gehören zum Alltag. Der chamäleonhafte Verbraucher konsumiert abwechselnd unkritisch-sorglos und sorgenvoll-mißtrauisch.

Nach der hier durchgeführten Ursachenanalyse zum Negativimage der industriell gefertigten Lebensmittel steht zumindest fest, daß ein "schlechtes Image" aus Sicht der Verbraucher begründbar ist. Konsumentenmißtrauen gegenüber industriell gefertigten Lebensmitteln ist ein Sättigungsphänomen der industrialisierten Gesellschaft. Aber dies nicht allein, denn demographische

Veränderungen, die Lebensmittelskandale der vergangenen Jahre, die Divergenz der Medieninformation, weltweit agierende Konzerne der Lebensmittelherstellung und des Handels lassen Mißtrauen keimen, führen zu keiner vertrauensvollen Einstellung gegenüber der Lebensmittelindustrie.
Dies bedeutet aber nicht, daß eine Ablehnung der industriell gefertigten Lebensmittel aus naturwissenschaftlich-technologischer Sicht auch berechtigt wäre. Das Negativimage industriell gefertigter Lebensmittel ist zwar soziokulturell begründbar, jedoch unter gesundheitlich-ernährungsphysiologischen Aspekten in vielen Fällen ungerechtfertigt.
Die Lebensmittelverarbeitung beeinflußt den Gesundheitswert der Produkte auf vielfältige Weise. Ausgewählt wurden bewußt Beispiele, die den Zweck und die Positiveffekte verarbeitender Maßnahmen verdeutlichen. Dabei wurde aber auch sichtbar, daß kaum eine angewandte technologische Verarbeitungsmethode ausschließlich positiv zu sehen ist. Ein Abwägen der vor- und nachteiligen Einflüsse auf die verschiedenen Qualitäten des Lebensmittels ist stets erforderlich. Die Hauptziele der Lebensmittelverarbeitung bleiben jedoch immer die gleichen: Sie liegen in der Herstellung von gesunden und haltbaren Lebensmitteln. Dies bedeutet in erster Linie die Eindämmung lebensmittelhygienischer Risiken, die Eliminierung von unerwünschten, nativen Inhaltsstoffen und den Erhalt von wertgebenden Substanzen in Lebensmitteln. Aussagen zur gesundheitlichen Unbedenklichkeit unterliegen dabei immer dem jeweiligen aktuellen Kenntnisstand der Wissenschaft. Den erwünschten Effekten stehen auch unerwünschte Effekte der Lebensmittelverarbeitung gegenüber, etwa die Nitrosaminbildung in Lebensmitteln oder die allergene Potenz einiger Zusatzstoffe für einen kleinen Teil der Bevölkerung. Diese Nachteile lebensmittelverarbeitender Verfahren bestehen jedoch nicht ausschließlich aufgrund der industriellen Verarbeitungsmethodik. Handwerk und Haushalt haben mit ähnlichen Problemen zu kämpfen.
Natürlich beeinflußt die Lebensmittelverarbeitung nicht nur die gesundheitliche Qualität der Lebensmittel, sondern gleichermaßen alle anderen Teildimensionen der Lebensmittelqualität. Beispielsweise blieben die vielfältigen Einflüsse der Verarbeitung auf die Geschmacksbildung von Lebensmitteln hier ganz unberücksichtigt, obwohl der Geschmack eines Produktes für die ihm beigemessene Qualität nicht weniger ausschlaggebend ist als der Gesundheitswert. Doch die in Kap. 5 aufgeführten Beispiele dürften schon ausreichen, um der simplen These, nach der die industriell gefertigten Lebensmittel stets den Gesundheitswert vermeintlich natürlicher Lebensmittel vermindern würden, zu begegnen. Es mag sein, daß das einfache Bewertungsschema, industriell gefertigte Lebensmittel seien schlecht, naturbelassene Lebensmittel seien dagegen gut, den Orientierungsbedürfnissen vieler Verbraucher in den Zeiten zunehmender Anonymisierung der Lebensmittelproduktion entspricht. Diese

zumeist an Fragen von Zusatzstoffen und neuen Bearbeitungsverfahren angesiedelten Beurteilungen verdrängen aber die Zielstellungen und Berechtigungen der industriellen Verarbeitungsweise. Versorgungssicherheit wird in Wohlstandsgesellschaften als gegeben angenommen, ohne daß deren Träger entsprechend gewürdigt würden. Festzuhalten bleibt, daß auch künftig industriell gefertigte Lebensmittel in der alltäglichen Grundversorgung zur gesunden Ernährung beitragen und insbesondere die industrielle Lebensmittelfertigung die Sicherheit des Angebotes erhöhen wird.

Die Verunsicherung darüber, ob und wie mit dem derzeitigen Lebensmittelangebot eine gesunde Ernährungsweise praktiziert werden kann, ist in der Wohlstandsgesellschaft ein Kommunikationsproblem. Dies gilt um so mehr, da gesunde Ernährung und Lebensmittelqualität keine feststehenden Begriffe sind und sie dem gesellschaftlichen Wertewandel ebenso unterworfen sind wie die Konsumenten selbst.

Für eine gesunde Ernährungsweise können wir aus der Ernährungsberatung eine wichtige Erkenntnis übernehmen: Die Einteilung in gute und schlechte Lebensmittel ist kaum praktizierbar und deshalb wenig erfolgversprechend. Wenn es aber nur eine gute oder schlechte *Kombination* von der gesunden Ernährungsweise zu- oder abträglichen Lebensmittel gibt, werden Kenntnisse über die Beschaffenheit und Wirkung von Lebensmitteln immer wichtiger.

Das Lebensmittelangebot ermöglicht es heute der Bevölkerung, selbstverantwortlich eine gesunde Lebensmittelauswahl zu treffen. Hier liegen die aktiven Handlungsspielräume bei den Verbrauchern selbst. Voraussetzung ist allerdings, daß Ernährungsinformation stärker als persönliche Holschuld denn als staatliche oder unternehmerische Bringschuld wahrgenommen wird. Für interessierte Verbraucher ist es möglich, öffentliche Informationsangebote zu nutzen und Informationen über gesunde bzw. ungesunde Ernährungsverhaltensweisen zu erhalten. Bei ethischen und ökologischen Lebensmittelqualitäten sieht es derzeit anders aus, weil hier noch objektive Bewertungskriterien für Wissenschaft, Verbraucher und Wirtschaft fehlen.

Den Begriff der Lebensmittelqualität definieren Verbraucher, Rechtsprechung, Wirtschaft, Handel und Lebensmittelüberwachung in Abhängigkeit davon, was allgemein unter Lebensqualität verstanden wird. Mit wachsender Sorge um die Umweltbelastungen durch industrialisierte Produktionsprozesse und angesichts der scheinbar unbegrenzten Konsummöglichkeiten stiegen auch die Bedenken gegenüber dem Gesundheitswert unserer Lebensmittel. Die lauten und deutlichen Forderungen nach einer höheren ethischen und ökologischen Lebensmittelqualität waren allerdings von nur leisen und undeutlichen Hinweisen zur Objektivierbarkeit dieser immateriellen Werte begleitet. Ohne die Bedeutung aller anderen Teildimensionen der Lebensmittelqualität in Frage stellen zu wollen, läßt sich der Gesundheitswert immer noch am besten "messen". Dieser könnte somit das schlagkräftigste Argument für die Befürworter industriell gefertigter Lebensmittel sein. Daran ändert auch die hartnäckige und falsch dimensionierte Konzentration der Auseinandersetzung von Industrie und Verbraucherschaft über die "Chemie in Lebensmitteln" nichts.

Die Unternehmen der Lebensmittelbranche haben nur begrenzt Möglichkeiten, auf die Ernährungseinstellung der Bevölkerung einzuwirken. Hingegen haben sie es im Verlaufe der letzten Dekaden geschafft, ein vielfältiges und sicheres Lebensmittelangebot zu schaffen, welches zudem heute so preiswert ist wie nie zuvor. Unser Leben im noch relativ jungen Schlaraffenland sollte aber nicht darüber hinwegtäuschen, daß die Voraussetzungen für diese in der Geschichte einzigartige Situation von der industriellen Lebensmittelfertigung geschaffen wurden und auch künftig garantiert werden.

Mit steigendem Wohlstand in den westlichen Industrieländern stieg die Nachfrage nach qualitativ hochwertigen Lebensmitteln und der Wunsch nach mehr Vielfalt. Diese Anforderungen sind heute in überreichem Maße verwirklicht. Für den Großteil der Bevölkerung gilt: Wer weiß, was er essen will, bekommt es.

Zielgerichtete und ausgefeilte Maßnahmen der Lebensmittelverarbeitung gewährleisten der Bevölkerung ein möglichst geringes Gesundheits- und Verderbsrisiko. Die Erwartung der Bevölkerung, unbedenkliche Lebensmittel vorzufinden, sieht die DGE als erfüllt an. Qualitätssicherung und ein umfangreiches europäisches Regelwerk setzen an den verbleibenden Gefahrenstellen der industriellen Lebensmittelfertigung zusätzlich an, um die Wahrscheinlichkeit von Fehlern auf dem Weg vom Rohprodukt zum Fertigprodukt zu minimieren. Wer sichere Lebensmittel will, kann sie bekommen. Zum Teil wiegen sich Verbraucher auch zu sehr in Sicherheit, so daß Experten zunehmend an elementare Grundregeln der Lebensmittelbehandlung im privaten Haushalt erinnern müssen.

Zusatznutzenorientierte Lebensmittel erfüllen weitere, sehr spezialisierte Bedürfnisse. Nicht immer sind es nur die objektiven Gesundheitsargumente, die z.B. dem Markt nährstoffangereicherter oder brennwertreduzierter Lebensmittel zur unerwarteten Blüte verholfen haben. Der "Genuß ohne Reue" könnte für einen Teil der Bevölkerung ein praktikabler Beitrag auf dem Weg zu einer besseren Ernährung werden.

Industrielle Verarbeitungsmethodik ermöglicht die Eliminierung unerwünschter Bestandteile im Lebensmittel bei weitestgehendem Erhalt von Nährstoffen z.T. besser als die private Lebensmittelverarbeitung. Spätestens seitdem die in Abhängigkeit von Lebensmittel, Substanz und Verarbeitungsmethodik entstehenden Nährstoffverluste durch gezielte Anreicherung mit entsprechenden Vitaminen und Mineralstoffen wieder ausgeglichen werden können, ist ein hoher

Verarbeitungsgrad nicht mehr automatisch mit einer ernährungsphysiologischen Wertminderung des Lebensmittels gleichzusetzen.

Zu guter Letzt dürfte es die Zeitersparnis bei der Zubereitung im privaten Haushalt sein, die das Angebot industriell vorgefertigter Lebensmittel für einen Großteil der Bevölkerung attraktiv macht. Denn Handarbeit in der Küche gerät mehr und mehr in den Hintergrund unserer häuslichen Aktivitäten, v. a. bedingt durch demographische Veränderungen. Kenntnisse der gewöhnlichen Warenkunde sowie der alltäglichen Tricks und Kniffe in der Lebensmittelzubereitung, mit denen uns noch unsere Großmütter in Erstaunen versetzen konnten, sind in der jüngeren Generation nur noch spärlich vorhanden.

Das Problem der industriellen Fertigung von Lebensmitteln ist weniger ein Problem von "schleichender Vergiftung" durch die Lebensmittel, sondern vielmehr ein Problem "schleichender Verwirrung" in einem gesättigten Lebensmittelmarkt. Kein Wunder, daß sich mancher von uns fragt, ob beim "Küchenzauber" aus Tiefkühltruhe, Konserven und Mikrowellengeräten alles mit rechten Dingen zugeht. Längst haben wir die Last der alltäglichen Nahrungsbeschaffung gegen die Last der täglichen Informationsbeschaffung eingetauscht. Kein Kapitel dieses Buches blieb deshalb ohne einen Hinweis auf die Selbstverantwortung des einzelnen, sich eine "gelungene Kombination gezielt ausgewählter Lebensmittel" auf den Tisch zu holen, die sich auf Gesundheitsbewußtsein und Ernährungsinformation gründet.

Der Gegensatz zwischen industriell gefertigten Lebensmitteln und einer gesunden Ernährung besteht nur scheinbar. Orientiert man sich an der von der DGE empfohlenen vollwertigen Ernährungsweise, so stehen gesunde Ernährung und industriell gefertigte Lebensmittel zumeist *nicht* im Widerspruch. Pauschalisierungen im Sinne einer allgemeingültigen Unbedenklichkeitsbescheinigung für industriell gefertigte Lebensmittel sind jedoch unzulässig.

Wie jedoch eine glaubwürdige öffentliche und unternehmerische Informationspolitik in ein Konzept mit Hand und Fuß gegen Verbraucherverunsicherung über industriell gefertigte Lebensmittel verwandelt werden könnte, wäre ein neues und notwendiges Kapitel für ein bisher ungeschrieben gebliebenes Buch der Öffentlichkeitsarbeit.

Damit die Kommunikation über industrielle Lebensmittelfertigung in diesem Buch nicht unberücksichtigt bleibt, wurden Experten aus Lebensmittelwirtschaft, Verbraucherinstitutionen, Universität und Presse in die Dr. Rainer Wild-Stiftung zum Gespräch am runden Tisch eingeladen. Sie erörterten inhaltliche und organisatorische Spannungsfelder der Ernährungskommunikation, die mit den industriell gefertigten Lebensmitteln verbunden sind. Der folgende Bericht faßt den Ablauf und die Ergebnisse der eintägigen Diskussionsveranstaltung zusammen.

# Bericht zur Expertenrunde
# - 3. Heidelberger Ernährungsforum -

Industrielle Lebensmittelproduktion
als Kommunikationssthema zwischen
Ernährungsindustrie und Verbraucherschaft

## 7.1
## Vorwort

Für die Ernährungswirtschaft heute bedeutet Kommunikation ein strategischer Erfolgsfaktor wie nie zuvor. Der wirtschaftliche Wettbewerb besteht nicht mehr nur aus einem Produktions- oder Dienstleistungswettbewerb, sondern auch aus einem Kommunikationswettbewerb, wenn es v. a. darum geht, die Aufmerksamkeit, das Vertrauen und die Sicherheit in die Lebensmittel von Seiten der Verbraucher und Verbraucherinnen zu gewinnen.
Daß das Vertrauen und die Sicherheit in bezug auf die Qualität und insbesondere in bezug auf den Gesundheitswert von hochverarbeiteten und veredelten Rohstoffen zu Lebensmittelprodukten aus Verbrauchersicht nicht immer gewährleistet zu sein scheint, belegt das verunsicherte Verhalten einzelner Verbraucher, aber auch von Konsumentengruppen. Dies läßt ein gestörtes Kommunikationsverhältnis annehmen, daß sich insbesondere in der öffentlichen Diskussion um Novel Food bzw. gentechnisch verarbeitete Lebensmittel zugespitzt zu haben scheint.
Gemäß der Erkenntnis, daß Kommunikation im umgangssprachlichen Sinn nicht nur „Austausch und Übermittlung von Information" bedeutet, sondern für den einzelnen und in der Interaktion mit anderen unverzichtbar ist und dazu beiträgt, Probleme zu erörtern und Entscheidungen zu fällen, entstand die Idee, im Rahmen einer Expertengesprächsrunde, die derzeitige Kommunikationsstruktur zwischen Ernährungsindustrie und Verbraucherschaft und möglicherweise auch ihre Störfaktoren sichtbar zu machen.
Auf Einladung der Dr. Rainer Wild-Stiftung trafen sich demzufolge am 8. Dezember 1995 im Stiftungshaus, dem Neckarschlössl, in Heidelberg, eine Reihe von Vertretern und Vertreterinnen der Ernährungswirtschaft, der organisierten Verbraucherschaft und aus verschiedenen wissenschaftlichen Disziplinen. Das Thema bezog sich auf die „industrielle Lebensmittelproduktion als Kommunikationsthema zwischen Ernährungsindustrie und Verbraucherschaft". Die Diskussion wurde mit dem Ziel geführt, Anhaltspunkte, Erkenntnisse, Positionen, Hintergründe zu gewinnen, die für ein zu

planendes von der Dr. Rainer Wild-Stiftung gefördertes Forschungsvorhaben umzusetzen sind.

Der inhaltliche Verlauf der Diskussion wird nachfolgend von der Stipendiatin der Stiftung, der Diplom-Ökotrophologin Karin Bergmann, ebenso dokumentiert wie die daraus abzuleitenden Überlegungen im Hinblick auf die Ausgestaltung des Forschungsprojektes.

An dieser Stelle sei allen an der Diskussion beteiligten Personen für ihre an der Sache interessierte und konstruktive Vorgehensweise herzlich gedankt. Das Miteinanderkommunizieren wurde zwar strukturiert, trotzdem war es abwechslungsreich, lebendig, spontan, nachdenklich, spannungsgeladen: Alles in allem eine ergebnisreiche Auseinandersetzung.

Auch sei an dieser Stelle der Dr. Rainer Wild-Stiftung sehr gedankt: Nicht nur für ihre arbeitserleichternde Organisation und für die angenehme Arbeitsatmosphäre der Expertendiskussion, sondern auch dafür, daß sie den für alle Beteiligten im Ernährungssektor so essentiellen Dialog, hier insbesondere zwischen Ernährungswirtschaft und Verbraucherschaft, fördert und dazu beiträgt, die wissenschaftliche Fundierung zu sichern.

INGRID-UTE LEONHÄUSER
(Professorin für Ernährungsberatung und Verbraucherverhalten an der Justus-Liebig-Universität Gießen)

## 7.2
## Einstimmung auf Thema und Fragestellung

KARIN BERGMANN

*Das hier wiedergegebene Kurzreferat diente dazu, die Teilnehmer über Zielstellung und Vorgeschichte des Projektes zu informieren. Die hier aufgestellten, durchaus nicht allgemeingültigen Thesen und Aussagen wurden im Verlauf des Gespräches vielfach aufgegriffen und trugen auf diese Art zu einem anregenden Gespräch bei.*

Die Dr. Rainer Wild-Stiftung vergab im Dezember 1994 ein Forschungsprojekt, das sich mit industrieller Lebensmittelherstellung und deren kontroverser Diskussion in der Öffentlichkeit befaßt. Unter dem Titel „Industrielle Fertigung und gesunde Ernährung stehen nicht im Gegensatz" sollte zunächst vor dem Hintergrund der vorhandenen wissenschaftlichen Publikationen aus historischer und naturwissenschaftlicher Sicht aufgezeigt werden, warum industriell gefertigte Lebensmittel einen wesentlichen Beitrag zur gesunden

Ernährung leisten. Ziel war es außerdem, eine Literaturanalyse über die mangelnde Akzeptanz dieser Lebensmittel bei einem Teil unserer Bevölkerung vorzulegen.

Lebensmittel aus der industriellen Fertigung sind heute fester Bestandteil einer gesunden und zeitgemäßen Ernährungsweise in der industrialisierten Gesellschaft. Obwohl aber die Lebensmittelsicherheit bzw. -qualität in den letzten Dekaden stetig verbessert worden ist, hat sich das Image der industriellen Lebensmittel verschlechtert. Eine eher irrationale Angst gegenüber Lebensmitteln aus industrieller Fertigung ist zum zentralen Problem im Verhältnis zwischen Ernährungsindustrie und kritischen Verbrauchern geworden. Die Existenz von Mißtrauen und Unsicherheit wurde durch empirische Studien belegt und bestätigt. Hingegen scheinen die Ursachen noch nicht derart geklärt zu sein, als daß Fachkreise aus Wirtschaft, Wissenschaft, Verbrauchervertretungen und Behörden daraus Gegenmaßnahmen hätten ableiten können.

Auf dem gesättigten Lebensmittelmarkt beeinflußt jedoch eine breite öffentliche Akzeptanz von Produkt und Unternehmen den Markterfolg ganz wesentlich. Veränderte gesellschaftliche Rahmenbedingungen, wie die ständig steigende Informationsfülle oder ökologische und ethische Aspekte in der Auffassung von Lebensmittelqualität, erschweren es den Unternehmen, diese öffentliche Akzeptanz herzustellen, zu erhalten oder auch wiederzugewinnen.

Vertreter aus verschiedenen Fachbereichen fordern deshalb seit langem, daß von Unternehmen offensive und verbraucherorientierte Kommunikationsprozesse eingeleitet und so Verbraucher auch stärker in die Entscheidungsprozesse einbezogen werden.

Dieser Forderung stehen mehrere Gründe entgegen: Viele deutsche Unternehmen haben sich der öffentlichen Diskussion eher entzogen als diese forciert. Es fehlen auch Voraussetzungen für eine größere Transparenz in der Lebensmittelproduktion. Medien fördern die "Angst vor der Vergiftung" durch die Lebensmittel mehr, als sie ihr entgegenwirken. Beurteilungskraft, Informationsstand und Interesse der Verbraucher müssen häufig als gering eingestuft werden. Im Verlaufe des Industrialisierungsprozesses haben viele Verbraucher den Bezug zu Erzeugungs- und Verarbeitungsverfahren der Lebensmittel verloren. Sie können nicht mehr beurteilen, wie, wo, wann oder von wem die Lebensmittel erzeugt worden sind. Hingegen unterliegen alternative Produkte aufgrund ihrer vergleichsweise geringen Angebotsmenge weniger dieser Anonymität und der Massendistribution.

Ziel des Forschungsprojektes sollte es deshalb auch sein, den Unternehmen der Lebensmittelbranche in ihrer Funktion als aktive Kommunikatoren im Bereich der Ernährung konstruktive Anregungen vorzulegen, wie dem Problem des Vertrauensverlustes gegenüber industriell gefertigten Produkten wirksam begegnet werden könnte.

Ausführliche Literaturrecherchen sowie der rege Gedankenaustausch mit Vertretern unterschiedlicher Institutionen warfen jedoch eine Vielzahl neuer Aspekte auf. Unter gleichbleibender Zielsetzung des Projektes ergaben sich zusätzliche grundlegende Fragestellungen:

■ Warum hält sich das Negativimage industriell gefertigter Lebensmittel so hartnäckig – und das, obwohl Qualität und Marktangebot der Lebensmittel noch nie so gut waren wie heute?

■ Ist die derzeitige Art und Weise der Kommunikation zwischen Ernährungsindustrie und Verbrauchern über Lebensmittelproduktion geeignet, das Vertrauen der Verbraucher unter dem Einfluß gesellschaftlicher Veränderungen (Informationsüberlastung, Globalisierung in Wirtschaft und Handel) zu erhalten, zu gewinnen oder in einigen Fällen auch wiederherzustellen?

Zusätzliche Dialogmöglichkeiten wurden häufig von den Verbraucherverbänden gefordert. Auch für die Unternehmen der Lebensmittelbranche ist dies ein sinnvolles marktstrategisches Instrument zur gezielten Marktpositionierung bzw. zur Abgrenzung von konkurrierenden Unternehmen am Markt oder auch zur frühzeitigen Informationsgewinnung über die eigenen Kunden. Wichtige, noch offene Fragen sind hierbei, unter welcher Zielstellung, mit wem und in welcher Form dieser Dialog effektiv geführt werden soll. Um diese Frage verläßlich beantworten zu können, müssen Kommunikationsstrukturen zwischen Ernährungsindustrie und Verbrauchern erst noch transparent gemacht werden.

Im Sommer 1995 hat sich die Dr. Rainer Wild-Stiftung dazu entschlossen, auch eigene empirische Forschungstätigkeiten aufzunehmen. Um eine aussagekräftige Datengrundlage für das Projekt zu schaffen, sollen quantitative und qualitative Befragungen durchgeführt werden. Dazu sind nach den ersten groben Vorstellungen die im folgenden genannten Schritte geplant.

### Gespräch am runden Tisch

Die Fragestellung der empirischen Studie soll möglichst die wichtigsten Argumentationsansätze von Lebensmittelindustrie und Verbraucherseite berücksichtigen. Um dies zu gewährleisten, entstand die Idee eines Expertengespräches am runden Tisch. Im Vorfeld der Befragungen werden deshalb die wichtigsten Spannungsfelder dieses Themas zusammen mit führenden Vertreterinnen und Vertretern aus Ernährungsindustrie, Wissenschaft und Verbraucherverbänden zusammengetragen und erörtert.

*Repräsentativbefragung*
Das Ziel der Repräsentativbefragung ist die Beurteilung der derzeitigen Kommunikationssituation zwischen Verbrauchern und Lebensmittelindustrie durch die Verbraucher. Dies betrifft z. B. Wege, Inhalte, Zielgruppen der Kommunikation oder den Vergleich von Angebot und Nutzung von Informationen. Die Repräsentativbefragung wird mit Hilfe eines Marktforschungsinstitutes durchgeführt, das sich bereits mit dem Untersuchungsgegenstand Verbraucherverunsicherung befaßt hat.

*Einzelinterviews*
Durch Face-to-face-Interviews und einen ausgearbeiteten Interviewleitfaden werden Experten aus Ernährungsindustrie und Verbraucherorganisationen sowie einzelne Zielgruppen der unternehmerischen Öffentlichkeitsarbeit um ihre Einschätzung der Kommunikationssituation gebeten.
Den Abschluß des Projektes bildet eine umfassende Dokumentation. Die Ergebnisse aus Literaturstudium, Diskussion am runden Tisch, Repräsentativbefragung, Einzelinterviews sollen detailliert präsentiert und der Fachpresse zugänglich gemacht werden

## 7.3
## Bericht über den Diskussionsverlauf

*Der hier vorliegende zusammenfassende Bericht beruht auf zwei schriftlichen Gesprächsprotokollen und der Dokumentation an der Metaplanwand, die während der Expertenrunde angefertigt worden sind. Gesprächsinhalte und Aussagen der Teilnehmer können daher nicht zitiert, sondern nur sinngemäß zusammengefaßt werden. Zur besseren Erläuterung ist der Bericht auch durch Einarbeitung aktueller Untersuchungsergebnisse oder erklärender wissenschaftlicher Modelle ergänzt worden.*

In der Eröffnungsrunde wurden die Teilnehmerinnen und Teilnehmer von der Moderatorin zunächst gebeten, ihre persönliche Auffassung zu den Begriffen „industrielle Fertigung bzw. Produktion von Lebensmitteln" darzustellen. Den einzelnen Aussagen der Experten war zu entnehmen, daß v. a. der Begriff *Industrie* in der Öffentlichkeit mit einem starken Negativimage besetzt ist. Von Verbraucherschaft und Fachwelt wird zwischen *Fertigung* und *Produktion* begrifflich kaum geschieden. Statt dessen resultiert das Negativbild der Verbraucher im wesentlichen aus einem verstärkten Gefühl der Abhängigkeit und der wachsenden Entfremdung gegenüber der Lebensmittelindustrie. Beides sind Resultate des Industrialisierungsprozesses unserer Wohlstandsgesellschaft, in der die ehemals private oder handwerkliche Lebensmittelproduktion und -verarbeitung zunehmend Aufgabe der Lebensmittelindustrie wurde.

In der anschließenden Diskussion standen Probleme im Kommunikationsverhältnis von Ernährungsindustrie und Verbraucherschaft im Mittelpunkt. Schwierigkeiten im Kommunikationsverhältnis wurden unter zwei Gesichtspunkten analysiert: Zum einen ergeben sich Spannungen aufgrund konträrer Auffassungen von den Kommunikations*inhalten*: Hier sind z.B. die Themen Gentechnik, Bestrahlung von Lebensmitteln oder Zusatzstoffe zu nennen. Andererseits ergeben sich Probleme aufgrund der *organisatorischen Gestaltung* des Kommunikationsprozesses zwischen Lebensmittelherstellern und Verbrauchern (Erreichbarkeit der Verbraucher, Differenzierung von Zielgruppen, Rolle des Handels als Mittler zwischen Ernährungsindustrie und Verbrauchern). Dadurch konnten einige Ursachen für die Verunsicherung gegenüber der industriellen Lebensmittelfertigung zusammengetragen werden. Sie werden im folgenden zusammengefaßt.

## 7.3.1
**Ausgeprägte Marktvielfalt versus gestiegener Informationsbedarf**

Industrielle Lebensmittelproduktion wurde von den meisten Teilnehmern als die wesentliche Voraussetzung für die Nahrungsmittelversorgung der Bevölkerung angesehen. Sie stellt die Garantie für unsere heutige gestiegene Marktvielfalt dar und kommt auch den erhöhten Erwartungen der Bevölkerung an die Beschaffenheit der Lebensmittel (Spitzenqualität, hohe Bequemlichkeit beim Zubereiten, niedrige Preise) entgegen. Das breite und abwechslungsreiche Angebot resultiert aus einer Verbrauchererwartung, der die Unternehmen entsprechen. Allerdings stellt dieses umfangreiche Lebensmittelangebot gleichzeitig hohe Anforderungen an die Verbraucher. Einige Teilnehmer verwiesen auch auf Entfremdungsvorgänge von Verbrauchern zu Lebensmitteln und Herstellern z.B. infolge der arbeitsteiligen Gesellschaft. Daraus ergibt sich ein erhöhter Aufklärungsbedarf der Konsumenten über das umfangreiche Lebensmittelangebot. In Anbetracht der Vielzahl der vorhandenen Produkte müssen der Bevölkerung auch bessere Orientierungsmöglichkeiten geboten werden.

Es entwickelte sich eine rege Diskussion darüber, *worüber* und *in welchem Ausmaß* Verbraucher heute verunsichert sind. So besteht keine generelle Verunsicherung über die Lebensmittelqualität. Die industriell gefertigte Babykost ist ein Beispiel für eine gute Akzeptanz bei jungen Müttern und für das vorhandene Vertrauen gegenüber den Produkten und deren Herstellern.

Industriell gefertigte Lebensmittel stoßen auf eine sehr unterschiedliche Akzeptanz in der Öffentlichkeit. Die Befürchtungen vieler Verbraucher, daß von Aroma-, Farb- oder Konservierungsstoffen gesundheitliche Gefahren ausgehen, sind dafür ein Indiz. In der künftigen Diskussion müssen Verbraucher hinsichtlich ihrer Verunsicherung bzw. ihrer kritischen Haltung gegenüber industriell gefertigten Produkten differenziert betrachtet werden. Zusammenhängende, repräsentative Daten, die eine detaillierte Einstellungsanalyse zur Verunsicherung über den Gesundheitswert verarbeiteter Lebensmittel ermöglichen, gibt es bisher allerdings kaum.

## 7.3.2
### Hohe Lebensmittelqualität versus geringe Wertschätzung von Lebensmitteln

Eine andere Ursache für eine verminderte Verbraucherakzeptanz industriell gefertigter Lebensmittel ist nach Meinung einiger Teilnehmer auch in der geringen Wertschätzung von Lebensmitteln in einer Zeit des Überflusses zu suchen. Verbraucherverunsicherung kann somit auch als Sättigungsphänomen der industriellen Gesellschaft angesehen werden.
Einer angemessenen Wertschätzung der verbesserten Lebensmittelqualität steht jedoch u. a. eine aggressive Sonderangebotspolitik des Lebensmittelhandels entgegen. Der Handel stellt mit seiner Preis- und Markenpolitik eine wichtige Einflußgröße auf das Image der industriellen Fertigung dar. Der Zusammenhang zwischen dem Preis eines Lebensmittels und seiner Güte schlägt sich in der Preispolitik des Handels zu wenig nieder, was der Vertrauensbildung gegenüber den Lebensmitteln und Herstellern zuwiderläuft.

## 7.3.3
### Werbeinhalte versus kommunikative Ehrlichkeit

Das Negativimage, das in einigen Verbrauchergruppen anzutreffen ist, resultiert z. T. aus der Werbung. Verbraucher nehmen in der Öffentlichkeitsarbeit von Lebensmittelherstellern v. a. Werbemaßnahmen wahr. Werbung versucht in der Regel, Unterscheidungsmerkmale hinsichtlich bestimmter Lebensmitteleigenschaften herzustellen (z. B. Werbung mit Nostalgie und Tradition), die in der Wirklichkeit nicht existieren. Dies kann beim Verbraucher völlig falsche Vorstellungen über die Praxis der Lebensmittelproduktion wecken.
Nach einer Studie an der Universität Kiel sind ca. die Hälfte der Werbeinhalte auf Lebensmittelverpackungen traditionell-nostalgischen Inhalts. Dazu

gehört z.B. nicht nur der Teddybär mit der Milchkanne, sondern auch die Rezepte "nach Großmutters Art" oder Säfte "wie frisch gepreßt". Gerade diese nostalgische Komponente in der kommerziellen Lebensmittelwerbung erzeugt ein unzutreffendes Bild beim Verbraucher über die industrielle Lebensmittelfertigung. Der wachsenden Entfremdung mit emotionalen und nostalgischen Werbeinhalten entgegenzuwirken, stellt die kommunikative Ehrlichkeit von Werbung und Unternehmen in Frage.

Es wurde in der Runde einvernehmlich festgestellt, daß diese Werbeinhalte aber auch einer traditionsorientierten Gefühlswelt der Verbrauchers entsprechen. Daraus ergibt sich die bisher ungeklärte Frage, wie die Informationsbedürfnisse der Verbraucher über die tatsächlichen Fakten der Lebensmittelproduktion überhaupt einzuschätzen sind.

### 7.3.4
### Unterschiedliche Risikoeinschätzung von Fachwelt und Verbrauchern

Unter den Teilnehmern herrschte Einigkeit darüber, daß die Medien wesentliche Informationsvermittler zwischen der Ernährungsindustrie und den Endverbrauchern darstellen. Die unterschiedliche Risikowahrnehmung aus Verbraucher- und Expertensicht wird u. a. auf den höheren Aufmerksamkeitscharakter von Negativschlagzeilen in der Presse zurückgeführt. Die relative Dominanz der "bad news" in den Massenmedien führt zu einer Überbewertung bestimmter Themen in der öffentlichen Diskussion. Dies verdeutlichten die Teilnehmer an den unterschiedlichen Risikopotentialen, die die Bevölkerung beispielsweise dem Thema "Zusatzstoffe" im Gegensatz zu Krankheiten aufgrund eines zu hohen Alkohol- oder Zigarettenkonsums beimißt. Die Wahrnehmung dieser Themen durch den Verbraucher und die Medien stimmt nicht mit dem Risikopotential überein, das ihnen nach dem derzeitigen wissenschaftlichen Erkenntnisstand zugeschrieben wird.

Im Ernährungsbericht der Deutschen Gesellschaft für Ernährung heißt es zur unterschiedlichen Risikoeinschätzung: Trotz umfangreicher Berichterstattung herrscht beim Verbraucher die Meinung vor, daß synthetisch hergestellte Stoffe in Lebensmitteln sowie Rückstände und Verunreinigungen seiner Gesundheit schaden würde. Umweltkontaminanten und Zusatzstoffe stehen danach an erster, natürliche Giftstoffe an letzter Stelle der Gesundheitsrisiken. Aus Sicht der Wissenschaft stehen an erster Stelle das Ernährungsverhalten und pathogene Mikroorganismen, an letzter Stelle Umweltkontaminanten und Zusatzstoffe. Dieser Unterschied zwischen der Anschauung des interessierten Verbrauchers und der durch chemische Analysen und medizinisch-toxikologische Beurteilung erarbeiteten realen Situation muß offensichtlich auf unterschiedliche Informationsquellen zurückgeführt werden (DGE 1992).

## 7.3.5
### Gesundheitsorientierung versus Risikobereitschaft der Verbraucher

Zu der unterschiedlichen Risikoeinschätzung von Experten und Öffentlichkeit gesellt sich aber auch die individuelle Risikobereitschaft einiger Verbraucher. Zwar bemühen sich viele Verbraucher darum, durch ihren eigenen Lebensmittelkonsum einen positiven Beitrag zur Gesundheit zu leisten, auf der anderen Seite gibt es aber auch genügend Beispiele, die von einer nicht zu unterschätzenden Risikobereitschaft im persönlichen Gesundheitsbewußtsein zeugen (Zigaretten- und Alkoholkonsum, Übergewicht usw.). Psychologische Modelle zum Risikoverhalten erklären den unterschiedlich ausgeprägten "Mut zum Risiko" folgendermaßen:

1. Selbstgewählte Gefahren erscheinen geringer als aufgezwungene: Das Risiko, das ein Raucher freiwillig und bewußt eingeht, wird geringer eingeschätzt als das Risiko der Konservierungsstoffe in unseren Lebensmitteln.
2. Prinzipiell kontrollierbare Risiken sind akzeptabler als solche, auf die wir scheinbar keinen Einfluß haben. Fettes, nährstoffarmes Essen ist beliebt während Leitungswasser auch dann gemieden wird, wenn die Trinkwasserqualität garantiert ist.
3. Risiken, die von schwer faßbaren Techniken ausgehen, werden eher wahrgenommen als die von vertrauten Techniken. Gentechnik und Bestrahlung werden mehr gefürchtet als Gefrier- oder Mikrowellentechnik.

## 7.3.6
### Kommunikationsinteressen der Unternehmen versus Medienökonomie

Sind negative Medienberichte Konsequenz oder Ursache eines Negativimages? Zu dieser Frage wurden in der Diskussionsrunde zunächst die beiden Möglichkeiten erörtert: Zum einen ist es denkbar, daß ein Negativbild in der Öffentlichkeit seine Ursache in einer entsprechenden Medienberichterstattung hat. Negative Medienberichte sind in diesem Fall als *Verursacher* für eine ablehnende Haltung gegenüber bestimmten Lebensmitteln zu betrachten. Zum anderen kann die negative Medienberichterstattung lediglich als Resultat eines in der Bevölkerung bereits vorhandenen Images angesehen werden. Medien fungieren in diesem Moment als *Verstärker* eines Negativimages.
Obwohl die oben gestellte Frage im Verlauf der Expertenrunde nicht beantwortet werden konnte, griffen die Teilnehmer diese Gedanken auf. Folgende Aussagen wurden diskutiert: Die Aufgabe der Lebensmittelindustrie sei es, gesunde Lebensmittel herzustellen und zu verkaufen. Informationen über gesunde

Ernährung zu vermitteln und sich auf diese Art an der öffentlichen Ernährungsdiskussion zu beteiligen, sei nur eine untergeordnete Aufgabe der Hersteller. Im Gegenzug dazu sei es die Hauptaufgabe der Medien, Informationen (u. a. über Ernährung und Lebensmittel) zu verbreiten. Daß die Presse also mit Schlagzeilen auftritt, die sich in der Bevölkerung bekanntermaßen gut verkaufen lassen, liegt im legitimen, zumindest aber berechenbaren Gewinninteresse der Medien.

Den Schwerpunkt der Mediendiskussion sah die Moderatorin in der Frage, ob die Informationsvermittlung über die Ernährungsindustrie und ihre Lebensmittel so einseitig den Medien überlassen werden sollte. Gerade weil Medien als Verursacher oder Verstärker eines bestimmten Images wirken, läge es durchaus im Interesse der Unternehmen, sich stärker an der Informationsvermittlung zu beteiligen. Zum Beispiel könnten Maßnahmen, die Hersteller zur Verbesserung der Lebensmittelqualität und -sicherheit ergreifen (z. B. Maßnahmen der Qualitätssicherung und Selbstkontrollverpflichtungen), auch gezielt in die Öffentlichkeitsarbeit der Unternehmen einfließen.

## 7.3.7
### Kein erhöhtes Informationsangebot ohne Kenntnis der Informationsbedürfnisse

Ein stärkeres Engagement der Unternehmen beim Informationstransfer zum Endverbraucher setzt die Kenntnis der Informationsbedürfnisse der Bevölkerung voraus. *Ob* bzw. *worüber* Verbraucher überhaupt informiert werden wollen, wurde in der Runde zunächst sehr unterschiedlich beurteilt. Ein allgemeines Interesse an reinen Sachinformationen besteht aus journalistischer Sicht kaum. Vor allem Frauenzeitschriften entsprechen mit ihrem Informationsangebot über Ernährung der starken Nachfrage ihrer Leserinnen nach Rezepten und Diäten. Hingegen beobachten Verbraucherverbände und BLL ein gestiegenes Sachinformationsbedürfnis, insbesondere nach widersprüchlichen Medienberichten über Zusatzstoffe oder den aufgetretenen Lebensmittelskandalen. Forschungsergebnisse einer imug-Emnid-Studie „Unternehmen und Verantwortung" (1993) bestätigen ein gestiegenes Informationsbedürfnis und auch ein kritisches Bewußtsein der Verbraucher. Die Mehrzahl der Bundesbürger seien zugleich mit den Informationen über das soziale und ökologische Verhalten von Unternehmen nicht zufrieden. Aus Sicht der Expertenrunde bestehen noch große Unklarheiten über einen zusätzlichen Informationsbedarf bestimmter Verbrauchergruppen. Dies betrifft v. a. Informationen über neue Produktionsverfahren (Bestrahlung von Lebensmitteln, Gentechnik und neue Zusatzstoffe) und deren Auswirkungen auf die Qualität unserer Lebensmittel.

Bei der Frage der Deklaration ist noch unklar, welchen Nutzen Verbraucher aus dieser Art der Verbraucherinformation überhaupt ziehen. Der Aufdruck „frei von Konservierungsstoffen" auf Verpackungen wurde in der Runde als ein Beispiel für mißverständliche Kommunikationsinhalte seitens der Hersteller angeführt, die langfristig nicht dazu geeignet sind, der Angst vor Zusatzstoffen in bestimmten Lebensmitteln entgegenzuwirken.

### 7.3.8
### Verunsicherung durch Informationsmangel: ein Problem mit Praxisbezug?

Verbraucherverunsicherung resultiert z.T. aus einem gestörten Informationsfluß von Ernährungsindustrie und Beratung zum Verbraucher. Der Frage, wie die Teilnehmer vorhandene Informationsdefizite bei den Verbrauchern erleben, kommt deshalb besondere Bedeutung zu.
Einige Teilnehmer bestätigten aufgrund ihrer praktischen Erfahrungen, daß Verunsicherung zu einem wesentlichen Teil auf mangelnden Kenntnissen in der Bevölkerung beruht. Insbesondere die größeren Unternehmen sind aus diesem Grund schon in einen verstärkten Dialog mit den Verbrauchern getreten. Dabei versuchen die Unternehmen v.a., Personen mit Mittlerfunktionen in der Öffentlichkeit anzusprechen. Grundsätzlich sei der Dialog mit der Öffentlichkeit und eine gezielte Informationspolitik ein aktuelles Anliegen der Ernährungsindustrie.
Bestätigt wird dies durch die Untersuchung Düngenheims (1994), die einen repräsentativen Überblick über Bedeutung und Ausgestaltung der Öffenlichkeitsarbeit der Lebensmittelbranche gibt. Demnach sind die wichtigsten Botschaften, die Unternehmen an ihre Zielgruppen richten, die Selbstdarstellung des Unternehmens und die Beschreibung der Produkte und Dienstleistungen. Dies zeigt das Bemühen um eine offenere Informationspolitik. Als "Schwachstelle" hinsichtlich der thematischen Ausrichtung der Öffentlichkeitsarbeit zeigt Düngenheim auf, daß Informationen über "gesunde Ernährung" im Vergleich zu den obigen Themen nur eine untergeordnete Bedeutung haben. Dies betrifft v.a. die Branchen, deren Lebensmittel ganz unbestritten zu einer gesünderen Ernährungsweise der Bevölkerung beitragen können (Kartoffeln, Milch, Obst und Gemüse).
In der folgenden Diskussion kristallisierten sich Probleme heraus, die den Dialog in der Praxis erschweren. Dazu gehört erstens, daß es aus Sicht der Teilnehmer nicht erfolgversprechend ist, die gesamte Öffentlichkeit anzusprechen. Aus der Sicht der Ernährungsindustrie habe es z.B. zum Thema Gentechnik ein sehr aggressives Verhalten bestimmter Organisationen und

Gruppierungen gegeben, die einem Dialog die Gesprächsbasis weitgehend entzogen hätten. Weiterhin entspricht das Bild, das die Presse von der Einstellung der Bevölkerung zeichnet, nicht unbedingt der Einstellung des Verbrauchers auf der Straße. Von Verbrauchern wird es zudem kaum honoriert, wenn einzelne Unternehmen in der derzeitigen wirtschaftlichen und rechtlichen Situation den Dialog über die aktuellen Themen in der Lebensmittelfertigung (z. B. Gentechnik und Lebensmittelbestrahlung) aufnehmen.

Aus den gleichen Gründen ist auch die bislang von den Verbraucherverbänden geforderte Partizipation an Entscheidungsprozessen in der Lebensmittelherstellung aus Sicht der Unternehmen nicht durchführbar. Die Möglichkeiten des partizipatorischen Dialoges zwischen den Unternehmen der Lebensmittelbranche und den Verbrauchern wurden in der Runde als kaum realisierbar eingeschätzt.

### 7.3.9
**Angst vor Lebensmitteln: (k)ein deutsches Thema**

Einige Teilnehmer sahen die "Angst" vor Gesundheitsgefährdungen durch Lebensmittel als spezifisch deutsches Problem an. Als Begründung für die weit verbreitete Ablehnung der industriell gefertigten Lebensmittel wurde neben der in der Bundesrepublik Deutschland existierenden Diskurstradition auch das „Phänomen der vagabundierenden Angst" beschrieben. Die Literatur belegt, daß irrationale Ängste in Industrialisierungsprozessen der letzten Jahrzehnte immer eine Rolle gespielt haben. Nur die Themen, an denen sich diese Ängste entzündet haben, wechselten mit der Zeit: Die Angst vor dem sauren Regen, die Angst vor der chemischen Industrie, die Angst vor der Technologie, die Angst vor Lebensmitteln. Verbraucherverunsicherung ist vor diesem Hintergrund ein eher emotionales Problem, das mit der bisher rational-kognitiv angelegten Informationsvermittlung über Ernährung vermutlich schwer zu bewältigen sein wird.

Übereinstimmend wurde festgestellt, daß die Angst vor Lebensmitteln in der Bundesrepublik Deutschland ein vielschichtiges Problem zwischen Lebensmittelherstellern und Verbrauchern darstellt. In anderen Ländern, so die Vermutung der Teilnehmer, spielt dieses Problem wahrscheinlich nur eine untergeordnete Rolle. Möglicherweise kann dies auf eine stärker ausgeprägte Genußorientierung im Ernährungsverhalten der anderen EU-Staaten zurückgeführt werden. Selbst negative Schlagzeilen und Skandale beeinträchtigen die Verbraucher in einem geringeren Maß als in der Bundesrepublik Deutschland. Der Olivenölskandal in Spanien oder der Chymosineinsatz (→ Glossar) in der Schweiz, die Behandlung von Umweltthemen in Frankreich, die in ihren Auswirkungen auf Öffentlichkeit und Verbraucherverhalten als wenig gravierend angesehen wurden, zeugen sämtlich von einem weniger angstvollen Umgang der Verbraucher in anderen Ländern mit industriell gefertigten Lebensmitteln.

Zusammenfassend kann die Imageverschlechterung der Industrie und die mangelnde Wertschätzung von hochwertigen Lebensmitteln als Sättigungsphänomen in hochindustrialisierten Gesellschaftssystemen bezeichnet werden. Insofern ist die Angst vor der industriellen Fertigung von Lebensmitteln auch als historisches und gesellschaftliches Grundproblem in Industrialisierungsprozessen zu interpretieren. Die Frage nach einem Zurück in eine handwerklich-traditionell organisierte Lebensmittelherstellung ist allein aus Gründen der Ernährungssicherung unrealistisch. Dies stellt aber nach Ansicht der Experten nicht die Notwendigkeit in Frage, nach besserer Akzeptanz von industriell gefertigten Lebensmitteln auf der Basis der Kommunikation zu Verbrauchern und Multiplikatoren zu suchen.

Die Informationsvermittlung als eine überwiegend rational angelegte Form des Kontaktes ist dazu jedoch nur bedingt geeignet. Andere Formen der Kommunikationswege, die beispielsweise eine Rückmeldung vom Informationsempfänger (Verbraucher) an den Informationssender (Unternehmen) ermöglichen, wurden nach Ansicht der Experten zwar als wünschenswert, in ihrer Durchführbarkeit aber ebenfalls als beschränkt eingestuft.

Letztlich ist der Kauf bzw. Wiedereinkauf von Lebensmitteln die einzige Möglichkeit für Verbraucher, auf Entscheidungsprozesse in der Lebensmittelproduktion einzuwirken. Die Entscheidungsstelle ist somit nach wie vor die Einkaufsstätte. Daneben ist der zusätzliche Dialog von Seiten der Lebensmittelhersteller vorwiegend mit den Multiplikatoren innerhalb von Verbraucherschaft und Handel zu suchen.

Eine zusätzliche, über die reinen Produkteigenschaften hinausgehende Kommunikation sollte für die Unternehmen nicht ausschließlich unter Kostengesichtspunkten gesehen werden. Obwohl Preisdruck als eine limitierende Größe seine notwendige Berücksichtigung finden muß, sollte die zusätzliche Kommunikation aber auch eine positive Größe darstellen und zur sinnvollen Abhebung von den Mitbewerbern in einem gesättigten Markt genutzt werden. Hierzu müßten Unternehmen eine grundsätzlich positive Einstellung zur Informationsoffenheit haben.

Es bildete sich ein allgemeiner Konsens in der Expertenrunde, daß ein globaler Sachinformationsbedarf über industrielle Fertigung von Lebensmitteln beim Verbraucher nicht festzustellen sei. Vor dem Hintergrund begrenzter Informationsaufnahme und -verarbeitungskapazität der Verbraucher kristallisierten sich als *Kernfragen* heraus:

■ Wie empfinden bestimmte Verbrauchergruppierungen die Informationspolitik der Unternehmen (*Ist-Analyse*)?
■ Wie wünschen sich bestimmte Verbrauchergruppierungen die Informationspolitik der Unternehmen (*Soll-Analyse*)?
■ Welche von Unternehmen bisher eingesetzten Informationsmittel nutzen Verbraucher zum gegenwärtigen Zeitpunkt überhaupt, um an Informationen über Lebensmittel oder Hersteller zu gelangen (Ist-Analyse)?

Während des gesamten Gesprächsverlaufes wurde von den Experten eine Vielzahl zusätzlicher Fragestellungen aufgeworfen, an deren wissenschaftlicher Erarbeitung sowohl die Verbraucherverbände als auch die Unternehmen der Lebensmittelbranche Interesse haben. Die folgende Aufstellung faßt den künftigen Forschungsbedarf zusammen.

## 7.4
## Zusammenfassung von Ergebnissen und künftigem Forschungsbedarf

Die in der Dr. Rainer Wild-Stiftung durchgeführte Expertenrunde konnte zunächst aufzeigen, welche Aussagen im geschilderten Diskussionsverlauf von ihren Teilnehmern als konsensfähig angesehen wurden. Auf der Basis von Diskurs und Konsens des Gespräches am runden Tisch kristallisierten sich die hier geschilderten Resultate bzw. der künftige Forschungsbedarf heraus.

*Das Problem der Verbraucherverunsicherung ist aktuell und praxisrelevant*
Verbraucherverunsicherung und Ablehnung industriell gefertigter Lebensmittel durch einen Teil der Bevölkerung ist ein komplexes gesellschaftliches Problem, das von Ernährungsindustrie und Verbraucherschaft gleichermaßen wahrgenommen wird. Es wurde festgestellt, daß Gegenmaßnahmen auf dem Informationswege (z.B. durch Öffentlichkeitsarbeit von Unternehmen und Verbraucherverbänden) bisher kaum Erfolg hatten.

*Multiplikatoren in der Ernährungsberatung sind die Zielgruppe im Kommunikationsprozeß*
Ohne verläßliche Differenzierungsmöglichkeiten von Zielgruppen der Öffentlichkeitsarbeit (bzgl. der Verbraucherverunsicherung) ergibt eine verstärkte Kommunikation mit der breiten Öffentlichkeit keinen Sinn. Hingegen ist es für die Unternehmen durchaus sinnvoll, mehr Dialogmöglichkeiten mit den Multiplikatoren (z.B. in der Ernährungsaufklärung und -erziehung oder der Verbraucherarbeit) zu suchen, die in ihrer Funktion als Meinungsbildner wichtig sind.

*Das Imageproblem der Ernährungsindustrie ist auch ein Kommunikationsproblem*
Das Negativimage der industriell gefertigten Lebensmittel hat vielschichtige Ursachen, die nur ungenügend erforscht sind. Kommunikationsprobleme zwischen Unternehmen der Lebensmittelbranche und den Endverbrauchern verursachen einen wichtigen Teil dieser negativen Einschätzung in der öffentlichen Meinung. Deshalb ist es sinnvoll, die Forschungsaktivitäten auf die erwünschten Kommunikationsthemen bzw. die dazu genutzten Kommunikationssysteme über industrielle Lebensmittelproduktion zu richten.

*Notwendig ist zunächst eine Einstellungsanalyse zu industriell gefertigten Lebensmitteln*
Verbraucher müssen hinsichtlich ihrer Einstellung gegenüber industriell gefertigten Lebensmitteln und den Herstellern stark differenziert gesehen werden. Forschungsbedarf besteht v. a. in deskriptiven Unterscheidungsmerkmalen negativ, ambivalent und positiv eingestellter Verbrauchergruppierungen zur industriellen Lebensmittelfertigung.

*Es besteht Forschungsbedarf über Vorstellungen von vertrauensbildender Ernährungskommunikation aus Verbrauchersicht*
Unter Gesichtspunkten des starken wirtschaftlichen Drucks der Unternehmen (relative Preise für Lebensmittel sind so niedrig wie nie, Rechtsvorschriften bzw. offene Rechtsfragen im Rahmen der europäischen Harmonisierung usw.) auf der einen Seite und des steigenden kritischen Bewußtseins der Verbraucher auf der anderen Seite wird es von entscheidender Bedeutung für die Lebensmittelhersteller sein, ob sie eine vertrauensvolle Kommunikation mit bestimmten Verbrauchergruppierungen (Multiplikatoren) entwickeln können. Dabei ist es unklar, wie sich Verbraucher und Multiplikatoren im öffentlichen Meinungsbildungsprozeß eine vertrauensvolle Kommunikation vorstellen bzw. welche dieser Vorstellungen von den Unternehmen auch mitgetragen werden können.

*Die Wahrnehmung der unternehmerischen Öffentlichkeitsarbeit aus Verbrauchersicht ist noch unklar*
Im derzeitigen Verhältnis von Unternehmen und Verbraucherschaft nehmen die Verbraucher v. a. Werbemaßnahmen wahr, die stark von emotionalisierten und nostalgischen Inhalten geprägt sind. Wie Verbraucher die derzeitige Informationspolitik von Seiten der Unternehmen beurteilen bzw. wie sie sie im Gegensatz dazu wünschen, kristallisierte sich im Verlauf des Gespräches als wichtige, aber noch ungeklärte Frage heraus.

*Eine Analyse über den zusätzlichen Sachinformationsbedarf
der Verbraucher ist sinnvoll*
Aus Sicht der Verbraucherverbände und der Ernährungsindustrie besteht zusätzlicher Forschungsbedarf über den produktbezogenen und unternehmensbezogenen Sachinformationsbedarf der Verbraucher bzgl. der Lebensmittelproduktion bzw. -produzenten.

*Es besteht Forschungsbedarf über die genutzten Kommunikationswege*
Welche Informationssysteme in der Öffentlichkeitsarbeit der Ernährungsindustrie eingesetzt werden, zeigen aktuelle Studien (z.B. Düngenheim 1994). Wie diese Angebote von Verbrauchern genutzt werden und welchen Nutzen Verbraucher aus den Informationsangeboten der Industrie ziehen, ist weitgehend unbekannt. Sinnvoll wäre dabei ein Vergleich von eingesetzten und tatsächlich genutzten Informationssystemen, um Aussagen über die Erfolgschancen der Informationsübermittlung ableiten zu können.

*Der Zusammenhang zwischen Verarbeitungsgrad und Image ist noch nicht
eindeutig beschrieben worden*
Ein Lebensmittel mit hohem Verarbeitungsgrad wird von Verbrauchern nicht zwangsläufig schlecht beurteilt. Gläschennahrung für Babys und Convenience-Gerichte sind Beispiele dafür. Die Ansichten über die These „Je höher der Verarbeitungsgrad eines Lebensmittels ist, desto schlechter ist sein Image" waren auch in dieser Expertenrunde ganz verschieden. Der Zusammenhang zwischen dem Ausmaß der industriellen Lebensmittelverarbeitung (Verarbeitungsgrad) und dem Image industriell gefertigter Lebensmittel ist noch unklar und sollte für bestimmte Verbrauchergruppierungen genauer beschrieben werden.

*Der Zusammenhang zwischen Genußorientierung und der Beurteilung
industriell gefertigter Lebensmittel ist noch offen*
Im Vergleich zu anderen Ländern scheint das Thema „Angst vor Lebensmitteln" in der Bundesrepublik Deutschland einen größeren Stellenwert einzunehmen. Hier liegt die Vermutung nahe, daß die ausgeprägtere Genußorientierung im Ernährungsverhalten ausländischer Konsumenten mit einer positiveren Einstellung zu industriell gefertigten Lebensmitteln verbunden ist. Zielgruppen, die sich hinsichtlich ihrer Genußorientierung im Lebensmittelkonsum unterscheiden, müßten dann auch durch die Öffentlichkeitsarbeit der Unternehmen unterschiedlich angesprochen werden.
Natürlich kann mit Rücksichtnahme auf die zeitlichen und organisatorischen Rahmenbedingungen eines einzelnen Projektes nur ein Teil der Fragestellungen herausgegriffen und vertieft werden. Dies wird im Rahmen einer

Promotionsarbeit an der Justus-Liebig-Universität Gießen unter der Betreuung von Frau Prof. Leonhäuser geschehen. Zu hoffen bleibt aber, daß diese Anstöße auch hilfreich für all diejenigen sein werden, die das Thema „Kommunikation zwischen Ernährungsindustrie und Verbraucherschaft" ebenfalls in den Mittelpunkt ihrer Arbeit gestellt haben.

## 7.5
## Teilnehmer der Gesprächsrunde und deren Vorstellung

**Prof. Dr. Reimar von Alvensleben**
Christian-Albrechts-Universität zu Kiel, Agrarwissenschaftliche Fakultät, Institut für Agrarökonomie, Olshausenstr. 40, 24098 Kiel

Prof. Dr. Reimar von Alvensleben hat seit 1989 den Lehrstuhl für Agrarmarketing des Instituts für Agrarökonomie an der Christian-Albrechts-Universität zu Kiel inne. Er war von 1982–1992 Vorsitzender der Economic Commission der International Society of Horticultural Sciences, seit 1987 ist er Mitglied des Wissenschaftlichen Beirates beim Bundesminister für Ernährung, Landwirtschaft und Forsten und dient seit 1988 der Deutschen Forschungsgemeinschaft als Fachgutachter. Die Arbeitsschwerpunkte von Prof. von Alvensleben sind die konsumtheoretischen Grundlagen des Konsummarketing, Methoden der Verbraucherbefragung und deren Auswertung.

**Hedy Knapp**
Landfrauenverband Hessen e. V., Taunusstr. 151, 61381 Friedrichsdorf

Hedy Knapp war 15 Jahre lang als Beraterin für ländliche Hauswirtschaft an hessischen Landwirtschaftsschulen tätig. Nach 5-jähriger Familienpause engagiert sie sich seit 1993 im Landesvorstand des Landfrauenverbandes Hessen und befaßt sich im Schwerpunkt ihrer Arbeit mit Verbraucherfragen. In der Funktion der stellvertretenden Verwaltungsratsvorsitzenden vertritt sie den Landfrauenverband in der Verbraucherzentrale Hessen und gehört dem Verbraucherausschuß des Deutschen Landfrauenverbandes an. Verbraucher- und Verbandsinteressen vertritt sie ebenso als Beiratsmitglied der Deutschen Gesellschaft für Ernährung/Sektion Hessen.

**Dr. Joseph Krapf**
MBW Marketing- und Absatzförderungsgesellschaft für Agrar- und Forstprodukte aus Baden-Württemberg mbH, Breitscheidstr. 69, 70176 Stuttgart

Dr. Josef Krapf ist seit 1994 Geschäftsführer der MBW Marketing- und Absatzförderungsgesellschaft für Agrar- und Forstprodukte aus Baden-Württemberg mbH. Schwerpunkte seiner Arbeit sind Werbung, Verkaufsförderung, Presse- und Öffentlichkeitsarbeit für Lebensmittel aus Baden-Württemberg. Die Vermarktung und Förderung von Produkten, deren Urproduktion oder Veredelung in Baden-Württemberg liegt, auf Fach- und Verbrauchermessen, im Einzelhandel, bei Großverbrauchern und Gastronomie kommt auch einem gestiegenen Interesse der Verbraucherschaft an Lebensmitteln mit definierter Herkunft und kontrollierter Qualität entgegen. Vor dieser Tätigkeit war er 7 Jahre lang in den Bereichen "Food Ingredients", Rohstoffentwicklung sowie "International Business Development" der Rudolf Wild-Werke in Eppelheim tätig.

**Susanne Langguth**
Südzucker AG, Winkelsweg 2, 53175 Bonn

Susanne Langguth, staatlich geprüfte Lebensmittelchemikerin, leitet seit 1992 die Zentralabteilung Lebensmittelqualität und Allgemeine Verbraucherpolitik der Südzucker AG und ist verantwortlich für die Bereiche Lebensmittelrecht, Verbraucherpolitik, Qualitätsmanagement und Ernährungswissenschaft. Von 1979–1992 war sie beim Bund für Lebensmittelrecht und Lebensmittelkunde zuletzt als wissenschaftliche Leiterin tätig. Frau Langguth ist u.a. Mitglied der Deutschen Lebensmittelbuch-Kommission und gehört dem Kuratorium der Bundesstiftung Umwelt an.

**Ulrike von der Lühe**
Verbraucherzentrale Rheinland-Pfalz, Fachbereich Ernährung,
Große Langgasse 16, 55116 Mainz

Ulrike von der Lühe ist seit 1984 als Oecotrophologin bei der Verbraucherzentrale Rheinland-Pfalz e.V. zuständig für die Verbraucherarbeit im Ernährungsbereich. Neben Beratung und Durchführung unterschiedlicher Aktionen zur Information über aktuelle Themen zählen hierzu u.a. eine intensive Medienarbeit und die Wahrnehmung von Verbraucherinteressen in verschiedenen Gremien oder bei Diskussionsveranstaltungen. Themenschwerpunkte sind die vielfältigen Aspekte der Lebensmittelqualität unter dem Blickwinkel des vorbeugenden Gesundheitsschutzes. Hierzu gehören u.a. die Veränderungen im Lebensmittelangebot durch den Europäischen Binnenmarkt sowie deren Auswirkungen auf die lebensmittelrechtlichen Bestimmungen, der Einsatz neuer Technologien bei der Lebensmittelherstellung und bei den landwirtschaftlichen Produktionsverfahren von Lebensmittelrohstoffen.

**Dr. Friedhelm Mühleib**
Journalist/Public Relations, Seestr. 2, 53909 Zülpich-Geich

Friedhelm Mühleib verschrieb sich nach dem Studium der Ernährungswissenschaften und mehrjähriger Tätigkeit als freier Journalist der Öffentlichkeitsarbeit. Heute ist er Inhaber einer PR-Agentur, die in erster Linie Kunden aus dem Sektor der Lebensmittelherstellung und -verarbeitung betreut. Als Buchautor und im Rahmen eines Lehrauftrags an der Fachhochschule Hamburg beschäftigt er sich darüber hinaus mit den Grundfragen der Kommunikation im Ernährungsbereich.

**Bettina Muermann**
Bund für Lebensmittelrecht und Lebensmittelkunde e.V.,
Godesberger Allee 157, 53175 Bonn-Bad Godesberg

Bettina Muermann bearbeitet als Diplom-Trophologin seit 1992 beim BLL die Fachgebiete „Fragen der Ernährung", „Zusatzstoffe" und „Produktverordnungen". Nach 5-jähriger Tätigkeit als wissenschaftliche Mitarbeiterin des BLL und 15-jähriger freiberuflicher Tätigkeit im Rahmen von Firmenberatung, Unterricht und Literaturdienst unterstützt sie nun die Vermittlungsfunktionen des BLL zwischen den Verbänden der Lebensmittelwirtschaft und staatlichen Institutionen sowie der Öffentlichkeit.

**Axel Wilhelm**
Institut für Markt Umwelt Gesellschaft e.V., Escherstr. 23, 30159 Hannover

Axel Wilhelm studierte Wirtschaftswissenschaften in Göttingen, Dublin und Hannover. Seit 1993 ist er wissenschaftlicher Mitarbeiter im Institut für Markt - Umwelt - Gesellschaft e.V. (imug) in Hannover. Seine derzeitigen Arbeitsschwerpunkte sind Themen der unternehmerischen Verantwortung im ökologischen, sozialen und kulturellen Bereich und die Mitarbeit im Forschungs- und Autorenteam für den ersten deutschen Unternehmenstest. In diesem Unternehmenstest hat imug in Zusammenarbeit mit Verbraucherinstitutionen die Unternehmen der Lebensmittelindustrie unter die Lupe genommen, damit Konsumenten ihre täglichen Kaufentscheidungen am faktischen Verhalten der Unternehmen in wichtigen gesellschaftspolitischen Bereichen (z.B. Informationsoffenheit, Umweltengagement, Frauenförderung) ausrichten können.

**Prof. Dr. Ingrid-Ute Leonhäuser**
Justus-Liebig-Universität Gießen, Ernährungsberatung und Verbraucherverhalten, Institut für Ernährungswissenschaft, Goethestr. 55, 35390 Gießen

Prof. Dr. Ingrid-Ute Leonhäuser hat seit 1990 die Professur für Ernährungsberatung und Verbraucherverhalten an der Justus-Liebig-Universität Gießen inne. Ihre Forschungsschwerpunkte sind Konsumenten- und Ernährungsverhalten, Beratungsmethodik, Verhaltensmodifikation, Evaluation sowie empirische Untersuchungen zum Ernährungsverhalten ausgewählter Bevölkerungsgruppen. Frau Prof. Leonhäuser ist Mitglied des erweiterten Vorstandes der "International Federation for Home Economics" und Präsidiumsmitglied der Deutschen Gesellschaft für Ernährung, Abteilungsleitung Ernährungsberatung. In der Zeit von 1980–1990 war sie als Dezernentin für Verbraucheraufklärung im Hessischen Landesamt für Ernährung, Landwirtschaft und Landentwicklung in Frankfurt/Main tätig.

**Stephanie Lehmkühler**
Justus-Liebig-Universität Gießen, Institut für Ernährungswissenschaft, Goethestr. 55, 35390 Gießen

Stephanie Lehmkühler studierte bis 1993 Oecotrophologie an der Justus-Liebig-Universität in Gießen. Sie ist Mitglied der Arbeitsgruppe „Ernährungsberatung und Verbraucherverhalten" von Prof. Leonhäuser und promoviert derzeit zum Thema „Ernährungsverhalten von privaten Haushalten im sozialen Brennpunkt". Gleichzeitig unterstützt sie als Mitarbeiterin die Deutsche Gesellschaft für Ernährung, Sektion Hessen in Projektkoordination und Öffentlichkeitsarbeit. Daneben nimmt Frau Lehmkühler eine Lehrtätigkeit im Fach Ernährungsberatung der Diätschule am Klinikum der Universität Gießen wahr.

# Literatur 8

*Aebi H* (1983) Zusammenfassung und Ausblick: Ist es möglich, sich gesund zu ernähren? In: BLL (Hrsg) „Wie sicher sind unsere Lebensmittel?" Dokumentation Wissenschaftliches Symposium am 19. u. 20. April in Bonn, Schriftenreihe des BLL, Heft 102, Eigenverlag, Bonn, S 323-346

*Agrarsoziale Gesellschaft e. V.* (1988) Strukturanalyse der Ernährungsberatung in der Bundesrepublik Deutschland. ASG-Materialsammlung Nr. 179, Eigenverlag, Göttingen

*Alvensleben R von* (1988) Woher kommt die Angst? DLG-Mitteilungen 23: 1204-1206

*Alvensleben R von*, Mahlau G (1995) Neue Untersuchungsergebnisse über das Image der Landwirtschaft. In: Schriftenreihe der Agrarwissenschaftlichen Fakultät der Universität Kiel, Heft 78, Vorträge zur Hochschultagung 1995, Eigenverlag, Kiel, S 147-155

*aid* (Hrsg) (1996) Lebensmittel-Kennzeichnung: Die Zutatenliste – Kleines Lexikon der Zusatzstoffe. aid-Informationsmaterial Nr. 1135, Eigenverlag, Bonn

*Bauer I*, Matt N (1994) Bayerns Landwirtschaft seit 1800 – Teil 3: 200 Jahre "Gesunde Ernährung". Kastner, Wolnzach

*Brauer G* (1993) ECON-Handbuch der Öffentlichkeitsarbeit. ECON, Düsseldorf

*Belitz HD*, Grosch W (1992) Lehrbuch der Lebensmittelchemie. 4. Aufl., Springer, Berlin Heidelberg New York

*Bengel J*, Belz-Merk M (1990): Subjektive Gesundheitskonzepte. In: Schwarzer R (Hrsg) Gesundheitspsychologie. Verlag für Psychologie – Hogrefe, Göttingen Toronto Zürich, S 105-115

*Bergmann K* (1997) Verbraucherverunsicherung heute – ein Überblick. In: aid (Hrsg) aid-Special 12, Nr. 3413, Dokumentation zur wissenschaftlichen Tagung von AGEV und IÖS/BFE am 1. u. 2.11.1996 in Stuttgart Hohenheim, Eigenverlag, Bonn, S 24-29

*Bertling L* (1995) Auswirkungen der EU-Hygiene-Regelungen auf die Praxis. Verbraucherdienst 40: 154-159

*BLL* (Hrsg) (1994) Jahrestagung ´94 – Ansprachen und Vorträge anläßlich der Mitgliederversammlung am 6. Mai in Bonn-Bad Godesberg, Schriftenreihe des BLL, Heft 120, Eigenverlag Bonn

*BLL* (Hrsg) (1995) Jahrestagung '95 – Ansprachen und Vorträge anläßlich der Mitgliederversammlung am 18. Mai in Bonn-Bad Godesberg. Schriftenreihe des BLL, Heft 121, Eigenverlag, Bonn

*Bognar A* (1988) Nährstoffverluste bei der haushaltsmäßigen Zubereitung von Lebensmitteln. aid Verbraucherdienst informiert – Sonderdruck Nr. 3048, Eigenverlag, Bonn

*Brauer G* (1993) ECON-Handbuch der Öffentlichkeitsarbeit. ECON, Düsseldorf

*Buchholz HE* (1993) Strukturen und Bestimmungsgründe des Nahrungsangebots. In: Kutsch T (Hrsg) Ernährungsforschung – interdisziplinär. Wissenschaftliche Buchgesellschaft, Darmstadt, S 7–27

*Bundesministerium für Gesundheit* (Hrsg) (1993) Ernährungsabhängige Krankheiten und ihre Kosten. Schriftenreihe des Bundesministeriums für Gesundheit, Bd. 27, Nomos-Verlags-Gesellschaft, Baden-Baden

*Bundesministerium für Gesundheit* (1994) Gedeckter Tisch Europa – EG-Lebensmittelrecht. Eigenverlag, Bonn

*Bundesministerium für Jugend, Familie und Gesundheit* (Auftraggeber) (1983) Die verunsicherte Generation – Jugend und Wertewandel. hrsg. von SINUS-Institut Heidelberg, Leske und Budrich, Opladen

*CMA* (Hrsg) (1992) Das Image der deutschen Landwirtschaft. Ergebnisse der IFAK-Studie 1991, Mafo-Brief 1/1992

*CMA* (Hrsg) (1993) Zehn produktübergreifende, marktbestimmende Trends. CMA-Mafo-Brief Nr. 221

*DGE* (Hrsg) (1984) Ernährungsbericht 1984. Eigenverlag, Frankfurt a.M.

*DGE* (Hrsg) (1988) Ernährungsbericht 1988. Eigenverlag, Frankfurt a.M.

*DGE* (Hrsg) (1991) Empfehlungen für die Nährstoffzufuhr. Umschau Verlag, Frankf. a.M.

*DGE* (Hrsg) (1992) Ernährungsbericht 1992. Eigenverlag, Frankfurt a.M.

*DGE* (Hrsg) (1995a) Bioaktive sekundäre Pflanzenstoffe – Gesundheitsschutz aus Obst und Gemüse. Beilage der Ernährungs-Umschau, DGE info Juni, „Aus Forschung, Klinik und Praxis" S 41

*DGE* (Hrsg) (1995b) Auch Lebensmittelhersteller verwenden Jodsalz und Jodpökelsalz. Beilage der Ernährungs-Umschau, DGE info Juli/August „Nahrung und Verbrauch", S 22

*DGE* (Hrsg) (1996) Ernährungsbericht 1996. Eigenverlag, Frankfurt a.M.

*Diehl JF* (1983) Fabrikerzeugnisse, nein danke? Flüssiges Obst, (Teil 1) Heft 6: S 274–289, (Teil 2) Heft 7: 317–322

*Diehl JF* (1992) Ernährungsphysiologische Bewertung brennwertverminderter Lebensmittel. In: aid (Hrsg) aid-Spezial Nr. 5 „Brennwert-verminderte Lebensmittel", Sonderdruck für Fach-, Lehr- und Beratungskräfte, Eigenverlag, Bonn, S 21–27

*Diehl JF* (1992) Die toxische Gesamtsituation heute – Gedanken zum WHO-Bericht. Zeitschrift für Ernährungswissenschaft 31: 225–243

*DTI* (1997 a) Absatzstatistik Tiefkühlkost vom 01.01.1996–31.12.1996. Eigenverlag, Bonn

*DTI* (1997 b) Verbrauch an Tiefkühlkost von 1960–1996. Eigenverlag, Bonn

*Düngenheim M* (1994) Public Relations (Öffentlichkeitsarbeit) in der Ernährungswirtschaft. Verlag V. Florentz, München

*Ellerbrock KP* (1987) Lebensmittelqualität vor dem ersten Weltkrieg: Industrielle Produktion und staatliche Gesundheitspolitik. In: Teuteberg HJ (Hrsg) Durchbruch zum modernen Massenkonsum – Lebensmittelmärkte und Lebensmittelqualität im Städtewachstum des Industriezeitalters. F. Coppenrath, Münster, S 127–188

*Ellerbrock KP* (1993) Geschichte der deutschen Nahrungs- und Genußmittelindustrie 1750–1914. Zeitschrift für Unternehmensgeschichte, Beiheft 76, Steiner, Stuttgart

*Erbersdobler H* (1993) Risiken in der Ernährung durch Lebensmittelverarbeitung? In: Erbersdobler H, Wolfram G (Hrsg) Echte und vermeintliche Risiken der Ernährung. Wissenschaftliche Verlagsgesellschaft, Stuttgart, S 83–90

*Erbersdobler H*, Trautwein EA (1996) Die vollwertige Ernährung der DGE. Gibt es eine gesunde Ernährung? In: Müller MJ, Erbersdobler H (Hrsg) Prävention ernährungsabhängiger Krankheiten: Was ist gesichert? Wissenschaftliche Verlagsgesellschaft, Stuttgart, S 129–138

*Folkers D* (1992) Brennwertverminderte Lebensmittel: Markt und Motive. In: aid (Hrsg) aid-Spezial Nr.5 „Brennwert-verminderte Lebensmittel", Sonderdruck für Fach-, Lehr- u. Beratungskräfte, Eigenverlag, Bonn, S 4–9

*Food and Agriculture Organization*, World Health Organization (1970 a) Requirements of Ascorbic Acid, Vitamin D, Vitamin $B_{12}$, Folat and Iron. WHO Techn. Rep. Ser. no. 452. Geneva, S 23

*Food and Agriculture Organization*, World Health Organization (1970 b) Requirements of Vitamin A, Thiamine, Riboflavine and Niacin. WHO Techn. Rep. Ser. no. 362. Geneva, S 14

*Food Linked Agro Industrial Research* (o. J.): HACCP User Guide. Europäische Gemeinschaft: Gemeinschaftsaktion No. 7 „Lebensmittelsicherheit durch Anwendung der Gefahrenanalyse kritischer Kontrollpunkte", Eigenverlag, Bonn

*Food Technology* (1989) Top Ten Food Science Innovations 1939–1989. Food Technology, Heft 9: 222

*Freise P*, Schnieders F (1991) Stellung der Nahrungsmittelindustrie in der Volkswirtschaft, In: Beiträge zur Arbeits- und Konsumforschung der Universität Bremen, Fachbereich 1, Heft 7, Eigenverlag, Bremen, S 179–192

*Gaßmann B*, Kübler W (1994) Zufuhrempfehlungen und Nährstoffbedarf. Ernährungs-Umschau 41: 408–414

*GfK* (Hrsg) (1995) Dem Verbraucher auf der Spur – quantitative und qualitative Konsumtrends. Jahrbuch der Absatz- und Verbrauchsforschung, Heft 3, Spezialausgabe „Konsumtrends"

*GFM-GETAS* (1997) Gesundheitswert von Lebensmitteln – Verunsicherung der Verbraucher. Untersuchungsbericht der Bevölkerungsumfrage im Oktober 1996, Studie Nr. 1223.1.2

*GFM-Panelforschung,* Hamburg (1990) Umweltsensibilisierung der Verbraucher ist auf breiter Basis festzustellen. Der Verbraucher, Heft 18: 8–10

*Gierl H* (1989) Empirische Individualisierungsforschung. Jahrbuch der Absatz- und Verbrauchsforschung, Heft 1: 4–22

*Gierschner K* (1990) Über den Einfluß der Technologie auf den Gesundheitswert unserer Lebensmittel. Ernährungs-Umschau 37: 396–405

*Groot-Böhlhoff H*, Farjadi J, Kranefeld B, Lachenmann U (1994) Ernährungswissenschaft. 2. Aufl., Verlag Europa Lehrmittel, Nourney

*Großklaus R* (1994) Jodierung von Lebensmitteln. Ernährungs-Umschau 41: 55–5

*Hahn S* (1992) Rahmenrichtlinien für die Verarbeitung von Produkten aus ökologischem Landbau – Konsequenzen einer erweiterten Qualitätsdefinition für Lebensmittel. Dissertation Gesamthochschule Kassel

*Halk K* (1992) Bestimmungsgründe des Konsumentenmißtrauens gegenüber Lebensmitteln, Ergebnisse von empirischen Untersuchungen an ausgewählten Verbrauchergruppen. Dissertation, Technische Universität München

*Hapke HJ* (1993) Risiken durch die Fremdstoffbelastung. In: Erbersdobler H, Wolfram G (Hrsg) Echte und vermeintliche Risiken der Ernährung. Wissenschaftliche Verlagsgesellschaft, Stuttgart, S 197–203

*Hauser A* (1994 a) Verbraucherpräferenzen für Nahrungsmittel aus der näheren Umgebung. Dissertation, Agrarwirtschaft Sonderheft 141, Agrimedia, Pinneberg Waldenau

*Hauser H* (1994 b): Deutsches Lebensmittelbuch. Verbraucherdienst 39: 75–80

*Hartmann D* (1995) Fertiggerichte – Vorsprung für TK. In: Kersten M (Hrsg) Jahrbuch der Ernährungswirtschaft 1995. Lebensmittel Praxis Verlag, Neuwied, S 66

*Heiner H* (1991) Neue Lust am Konsum. Markenartikel Heft 4: 145–147.

*Heiss R*, Eichner K (1984) Haltbarmachen von Lebensmitteln – Chemische, physikalische und mikrobielle Grundlagen der Verfahren. Springer, Berlin Heidelberg New York

*Heiss R* (1996) Industrielle Lebensmittelkonservierung und der Qualitätserhalt verpackter Lebensmittel. In: Heiss R (Hrsg) Lebensmitteltechnologie – Biotechnologische, chemische, mechanische und thermische Verfahren der Lebensmittelverarbeitung. 2. Aufl., Springer, Berlin Heidelberg New York, S 436–467

*Herrmann R* (1994) Gleicht sich der Nahrungsmittel-Verbrauch international an? Ein Meßkonzept und empirische Ergebnisse für ausgewählte OECD-Länder. Jahrbuch der Absatz- und Verbrauchsforschung Heft 4: 371–383

*Hess U*, Flick EM (1991) Konsumentenverhalten in Bezug auf alternative Kostformen – Ergebnisse einer Repräsentativbefragung in Baden-Württemberg. Bundesforschungsanstalt für Ernährung, Eigenverlag, Karlsruhe, unveränderter Nachdruck 1994

*Hilliam M* (1995) Functional Foods: Current and future market developments. Food Technology International Europe 1995, The International Review for the European Food and Drink Proceccing Industries, special issue: 27–31

*Hötzel D*, Kling-Steines B (1992) Angereicherte Lebensmittel – Ernährungsphysiologische Aspekte. In: DGE (Hrsg) Nährstoffangereicherte Lebensmittel, Presse-Seminar am 8.10. in Stuttgart, Eigenverlag, Frankfurt a.M., S 49–63

*Hötzel D*, Zittermann A (1992) Qualitätsvergleich zwischen frischen und tiefgekühlten Lebensmitteln. Ernährungs-Umschau 39: 95–101

*Hövel R auf dem* (1983) Lebensmittel in der öffentlichen Diskussion. In: BLL (Hrsg) „Wie sicher sind unsere Lebensmittel?" Dokumentation Wissenschaftliches Symposium am 19. u. 20. April in Bonn, Schriftenreihe des BLL, Heft 102, Eigenverlag, Bonn, S 8–11

*Horx M* (1993) Trendbuch – Der erste große deutsche Trendreport. ECON, Düsseldorf

*Iglo Forum* (1991) Iglo-Forum Studie '91 Genußvoll essen, bewußt ernähren – Gemeinsamkeiten und Unterschiede am neuen deutschen Tisch. Eigenverlag Hamburg

*Imug – Emnid* (1993) Unternehmen und Verantwortung. Eigenverlag, Bielefeld Hannover

*Imug* (1995) Der Unternehmenstester – Die Lebensmittelbranche. Rowohlt, Reinbek bei Hamburg

*Institut der deutschen Wirtschaft* (1995) Zahlen zur wirtschaftlichen Entwicklung der Bundesrepublik Deutschland. Deutscher Instituts-Verlag, Köln

*Institut der deutschen Wirtschaft* (1997) Zahlen zur wirtschaftlichen Entwicklung der Bundesrepublik Deutschland. Deutscher Instituts-Verlag, Köln

*Jellinek G* (1981) Sensorische Lebensmittelprüfung – Lehrbuch für die Praxis. D+Peter Siegfried, Pattensen

*Kasper H* (1991) Ernährungsmedizin und Diätetik. 7. Aufl., Urban und Schwarzenberg, München

*Kaufmann FX* (1973) Sicherheit als soziologisches und sozialpolitisches Problem. Ferdinand Enke Verlag, Stuttgart

*Ketz HA* (Hrsg) (1990) Grundriß der Ernährungslehre. 3. Aufl., Steinkopff, Darmstadt

*Kersten M* (1995) (Hrsg) Handbuch der Ernährungswirtschaft 1995. Lebensmittelpraxis-Verlag, Neuwied

*Koerber K*, Männle Th, Leitzmann C (1993) Vollwert-Ernährung – Konzeption einer zeitgemäßen Ernährungsweise. Haug, Heidelberg

*Kollath W* (1992) Die Ordnung unserer Nahrung. 15. Aufl., Haug, Heidelberg

*Künzer M* (1989): Ursachen für Verbrauchermißtrauen auf dem Lebensmittelmarkt. Arbeitsbericht Nr. 7 des Institutes für Wirtschafts- und Sozialwissenschaften der Technischen Universität München-Weihenstephan, Eigenverlag, München

*Kunz B* (1993) Entwicklungstendenzen und Perspektiven der lebensmitteltechnologischen Forschung. In: Kutsch T (Hrsg) Ernährungsforschung – interdisziplinär. Wissenschaftliche Buchgesellschaft, Darmstadt, S 289-311

*Langguth S* (1992) Ernährungsverhalten positiv beeinflussen – Zur Verantwortung der Wirtschaft. X. Symposium Wissenschaft und Ernährungspraxis „Ernährung und Ernährungsberatung: quo vadis?" am 1.10. in Bingen, Eigenverlag, Bingen, S 36-39

*Leonhäuser IU* (1995) „Eurolebensmittel" – Mehr Vielfalt – weniger Qualität? Hauswirtschaft und Wissenschaft Heft 1: 3-9

*Linder E* (1986) Toxikologie der Nahrungsmittel. 3. Aufl., Georg Thieme, Stuttgart New York

*Löhmer M* (1993) Discountwelle überrollt Europa. Absatzwirtschaft Heft 5: 50-60

*Markl H* (1992) Vorwort. In: Rohwedder D, Hacks M (Hrsg) Chemie und Physik in Küche und Ernährung. Schriftenreihe Experten im Gespräch, Bd. 20, Wissenschaftsverlag Wellingsbüttel, Hamburg, S 7-14

*Maschkowski G*, Koerber K von, Oltersdorf U, Leitzmann C (1991) „Ernährungsökologie" – Ernährung im Beziehungsgefüge Mensch – Umwelt. Verbraucherdienst 36: 95-99

*Maslow A* (1970) Motivation and personality. Harper Row, New York

*Meier-Ploeger A* (1991) Sensorik – Der Mensch als Meßinstrument zur Qualitätserfassung. In: Meier-Ploeger A, Vogtmann H (Hrsg) Lebensmittelqualität – Ganzheitliche Methoden und Konzepte. C.F. Müller, Karlsruhe, S 233-250

*Meier-Ploeger A* (1995) Alles zu jeder Zeit und an jedem Ort. Politische Ökologie 13, Sonderheft 8, 87-91

*Metha K* (1995) New policies and their effect on food processing in Europe. Food Technology International Europe 1995, The International Review for the European Food and Drink Processing Industries, special issue: 23-31

*Miller J* (1990) Nahrungsmittelqualität und gesunde Ernährung. In: Jositz J (Hrsg): Nahrungsmittelqualität und gesunde Ernährung. Berichte und Studien der Hanns-Seidel-Stiftung, Bd. 54, Reihe Agrarpolitik 3, München, S 9-13

*Mrohs A* (1992): Was ist erlaubt? – Was bringt die EG? Rechtliche Regelungen in der Bundesrepublik und in der EG. In: DGE (Hrsg) Nährstoffangereicherte Lebensmittel. Presse Seminar am 8.10. in Stuttgart, Eigenverlag, Frankfurt a.M. S 7-18

*Oltersdorf U* (1993) Ernährungsepidemiologie. In: Kutsch T. (Hrsg) Ernährungsforschung interdisziplinär. Wissenschafliche Buchgesellschaft, Darmstadt, S 328-349

*Ottomeyer H* (1993) Der einsame Esser. In: Zischka U, Ottomeyer H, Bäumler S (Hrsg) Die anständige Lust – Von Eßkultur und Tafelsitten. Spangenberg, München, S 223-229

*Paulus K* (1984) Einfluß der Verarbeitung auf die Qualität von Lebensmitteln aus Gemüse, Kartoffeln, Obst. Ernährungs-Umschau 32: 80–84

*Paulus K* (1990) Beeinflussung der Qualität von Lebensmitteln durch Be- und Verarbeitung in der Ernährungswirtschaft. In: Jositz J (Hrsg): Nahrungsmittelqualität und gesunde Ernährung. Berichte und Studien der Hanns-Seidel-Stiftung, Bd. 54, Reihe Agrarpolitik 3, München, S 95–105

*Paulus K* (1993) Lebensmittelverarbeitung zur Sicherung der Lebensmittelqualität. In: Anemueller H (Hrsg): Lebensmittelkunde und Lebensmittelqualität in der Ernährungsberatung. Hippokrates, Stuttgart, S 57–79

*Pawlik H* (1993) Die Nachfrage nach Tiefkühlkost – Struktur, Bestimmungsgründe und Perspektiven. Paul Parey, Berlin Hamburg

*Peters HP* (1994): Risikokommunikation in den Medien. In: Merten K, Schmidt J, Weischenberg S (Hrsg) Die Wirklichkeit der Medien. Westdeutscher Verlag, Opladen, S 329–351

*Pincussohn L* (1912) Medizinisch-chemisches Laboratoriums-Hilfsbuch. F.C.W. Vogel, Leipzig

*Projektgruppe Ökologische Wirtschaft* (1987) Produktlinienanalyse: Bedürfnisse, Produkte und ihre Folgen. Kölner Volksblatt Verlag, Köln

*Projektträgerschaft Forschung* im Dienste der Gesundheit in der Deutschen Forschungsanstalt für Luft- und Raumfahrt e.V. (Hrsg) (1992) Die Nationale Verzehrsstudie: Ergebnisse der Basisauswertung. Schriftenreihe zum Programm der Bundesregierung Forschung und Entwicklung im Dienste der Gesundheit, Bd. 18, Verlag für neue Wissenschaft, Bremerhaven

*Pudel V,* Westenhöfer J (1991) Ernährungspsychologie. Hogrefe Verlag für Psychologie, Göttingen

*Pudel V* (1995) Ketchup, Big Mac, Gummibärchen – Essen im Schlaraffenland.: Quadriga-Verlag, Weinheim

*Raeber R* (1992) Möglichkeiten und Chancen der Lebensmittelindustrie im erweiterten EG-Raum – aus Sicht der Industrie, In: Deusche Landwirtschafts-Gesellschaft (Hrsg) Der Lebensmittelbetrieb der Zukunft. Deutscher Fachverlag, Frankfurt a.M., S 9–14

*Raffee H,* Fritz W (1980) Informationsüberlastung von Konsumenten. In: Graf Hoyos C, Kroeber-Riel W, Rosnestiel L v., Stümpel B (Hrsg) Grundbegriffe der Wirtschaftspsychologie. Pschologie-Verlags-Union, München, S 83–90

*Rath CD* (1993) Essens-Genuß und Essens-Lust. In: Zischka U, Ottomeyer H, Bäumler S (Hrsg) Die anständige Lust – Von Eßkultur und Tafelsitten. Spangenberg, München, S 7–21

*Rathke KD* (1990) Qualitätssicherung aus rechtlicher Sicht. In: BLL (Hsrg) Qualitätssicherung in der Lebensmittelindustrie. BLL-Forum vom 21.März in Bonn-Bad Godesberg, Schriftenreihe in Sachen Lebensmittel, Eigenverlag, Bonn, S 9–24

*Reichhold S* (1994) Marktstruktur und Marktergebnisse der Wirtschaftszweige des produzierenden Ernährungsgewerbes. Agrarwirtschaft Sonderheft 143, Agrimedia, Pinneberg Waldenau

*Rosenberger G* (1992) Überlegungen zum Wohlstandskonsum im vereinigten Deutschland. In: Rosenberger G (Hrsg) Konsum 2000 - Veränderungen des Verbraucherverhaltens. Campus, Frankfurt a. M. New York, S 10-13

*Ruff FM* (1993) Risikokommunikation als Aufgabe für die Umweltmedizin, In: Aurand K, Hazard BP, Tretter F (Hrsg) Umweltbelastungen und Ängste. Westdeutscher Verlag, Opladen, S 328-364

*Scherhorn G* (1992) Was ist am Zusatznutzen so problematisch? In: Rosenberger G (Hrsg): Konsum 2000 - Veränderungen des Verbraucherverhaltens. Campus, Frankfurt a. M. New York, S 157-165

*Scheuch E* (1983) Wie technologie- und fortschrittsfeindlich ist unsere moderne Gesellschaft? In: BLL (Hrsg) „Wie sicher sind unsere Lebensmittel?" Dokumentation Wissenschaftliches Symposium am 19. u. 20. April in Bonn, Schriftenreihe des BLL, Heft 102, Eigenverlag, Bonn, S 11-21

*Schmidbauer S* (1995) Nicht-nutritive bioaktive Inhaltsstoffe in Obst und Gemüse. Ernährungs-Umschau 42: B5 - B8

*Schneider K* (1990) Begrüßungsrede zum BLL- FORUM am 21.03.1990. In: BLL (Hrsg): Qualitätssicherung in der Lebensmittelindustrie. Schriftenreihe „In Sachen Lebensmittel", Eigenverlag, Bonn, S 5-8

*Sinell HJ* (1992) Einführung in die Lebensmittelhygiene. Pareys Studientexte, Bd. 21, Paul Parey, Berlin Hamburg

*Sinell HJ, Kleer J* (1995) Prävention lebensmittelbedingter Salmonellosen durch HACCP. ZFL Internationale Zeitschrift für Lebensmitteltechnik, Marketing, Verpackung und Analytik 46: 52-54

*Spiekermann U* (1997 a) Rationalisierung als Daueraufgabe – Der deutsche Lebensmitteleinzelhandel im 20. Jahrhundert. Scripta Mercaturae 31: 69-129

*Spiekermann U* (1997 b) Zeitensprünge: Lebensmittelkonservierung zwischen Industrie und Haushalt 1880-1940. In: Katalyse e.V. / Buntstift e.V. (Hrsg) Ernährungskultur im Wandel der Zeiten. Eigenverlag, Köln, S 30-42

*Steinhart H* (1994) Aktuelle Herausforderungen für die Lebensmittelwissenschaften. In: BLL (Hrsg): Jahrestagung ´94 - Ansprachen und Vorträge. Schriftenreihe des BLL, Heft 120, Eigenverlag, Bonn, S 35-58.

*Stiftung Verbraucherinstitut* (Hrsg) (1992) Wir Eurokonsumenten. Arbeitsmaterial für Multiplikatoren in Verbraucherinformation und Verbraucherbildung. Eigenverlag, Berlin

*Stiftung Verbraucherinstitut* (Hrsg) (1993) Verbrauchererziehung: praktisch 2: „Mehr essen - Umwelt vergessen?" Ökologische Aspekte der Lebensmittelproduktion. Eigenverlag, Berlin

*Stiftung Verbraucherinstitut* (Hrsg) (1994) Die Zeichensprache unserer Lebensmittel – Qualitätszeichen für Lebensmittel im Europäischen Binnenmarkt. Eigenverlag, Berlin

*Strecker O*, Reichert J, Pottebaum, P (Hrsg) (1990) Marketing für Lebensmittel. DLG-Verlag, Frankfurt a.M.

*Ternes W* (1994) Naturwissenschaftliche Grundlagen der Lebensmittelzubereitung. B. Behr´s-Verlag, Hamburg

*Teuteberg HJ*, Wiegelmann G (1986) Unsere tägliche Kost. Studien zur Geschichte des Alltags, Bd. 6, F. Coppenrath, Münster

*Teuteberg HJ* (1987) Zum Problemfeld Urbanisierung und Ernährung im 19. Jahrhundert. In: Teuteberg HJ (Hrsg) Durchbruch zum modernen Massenkonsum – Lebensmittelmärkte und Lebensmittelqualität im Städtewachstum des Industriezeitalters. Studien zur Geschichte des Alltags, Bd. 8, F. Coppenrath, Münster, S 1–36

*Teuteberg HJ* (1995) Die Verfälschung von Nahrungs- und Genußmitteln und die Anfänge eines einheitlichen staatlichen Lebensmittelschutzes in Deutschland. Zeitschrift für Ernährungswissenschaft 34: 95–112

*Watzl B*, Leitzmann C (1995) Bioaktive Substanzen in Lebensmitteln. Hippokrates, Stuttgart

*Weindlmaier H* (1985a) Das Image der deutschen Ernährungsindustrie. Ernährungswirtschaft Heft 8: 26–28

*Weindlmaier H* (1985b) Konsumenten über Ernährungsindustrie. Ernährungswirtschaft Heft 9: 8–10

*Wendt, H* (1993) Zur Situation der deutschen Ernährungswirtschaft, Agrarwirtschaft 42: 395–408.

*Wenzel H* (1995) Struktur: Neue Dynamik. In: Kersten M (Hrsg) Jahrbuch der Ernährungswirtschaft 1995. Lebensmittel Praxis-Verlag, Neuwied, S 13–16

*Winter C*, Becke R, Demmel I, Rumm-Kreuter D (1994) Gesamtascorbinsäureverluste bei unterschiedlicher Zubereitung von Kohlrabi. Ernährungs-Umschau 41: 20–22

*Zimmerli W*, Sinn H (1990) Die Glaubwürdigkeit technisch-wissenschaftlicher Informationen. VDI-Verlag, Düsseldorf

*Zipfel W*, Rathke KD (1989) Lebensmittelrecht. Kommentar der gesamten lebensmittel- und weinrechtlichen Vorschriften. Bd. I, Stand: 1. April, C. H. Beck´sche Verlagsbuchhandlung, München

# Glossar

**Alkaloide** Große Gruppe stickstoffhaltiger Pflanzeninhaltsstoffe mit starker pharmakologischer Wirkung. Viele dieser Stoffe werden seit langer Zeit wegen ihrer anregenden, betäubenden, heilenden oder giftigen Wirkung genutzt. Bekannt sind heute rund 8000 verschiedene Alkaloide. Beispiele sind das Koffein der Kaffeebohne, das Nikotin des Tabaks, das Chinin der Chinarinde, das Strychnin der Brechnuß, das Morphin des Schlafmohns. Auch manche Hauptnahrungsmittel enthalten Alkaloide, jedoch in so geringer Konzentration, daß üblicherweise keine Gesundheitsschäden zu befürchten sind. Das gilt z. B. für das in Kartoffelknollen vorhandene Solanin. Allerdings können durch Belichtung grün verfärbte Knollen und deren Keime durch ihren hohen Solaningehalt giftig wirken.

**Aleuronschicht** Äußere Schicht des Endosperms eines Getreidekorns. Sie besteht aus einer oder mehreren Zellschichten und enthält feinkörniges Eiweiß (Aleuron), Fett, Mineralstoffe, Vitamine und Enzyme.

**Allgemeine Verkehrsauffassung von Lebensmitteln** Beschreibt den redlichen Handelsbrauch (Vorstellung der Produzenten und Händler) sowie die berechtigte Erwartung des durchschnittlich gebildeten Verbrauchers. Sie berücksichtigt auch die Meinung von Sachverständigen aus der Lebensmittelüberwachung und die Rechtsprechung. Die allgemeine Verkehrsauffassung wird von der Deutschen Lebensmittelbuchkommission sorgfältig ermittelt und in den Leitsätzen des Deutschen Lebensmittelbuches formuliert. Die Leitsätze sind eine wichtige Beurteilungsgrundlage für die Lebensmittelüberwachung und Rechtsprechung, z.B. in bezug auf die Täuschungs- und Irreführungsverbote des LMBG. Sie schützen aber zugleich den Hersteller vor ungerechtfertigten Beanstandungen.

**Alternative Ernährungsformen** Kostformen, die von der üblichen Durchschnittskost und den Empfehlungen der DGE, also der üblichen Auffassung von gesunder Ernährung abweichend. Beweggründe für alternative Ernährungsformen können gesundheitlicher, religiöser, ethischer, ökonomischer und/oder ökologischer Art sein. Beispiele sind der Vegetarismus (vegane, lacto- und ovolactovegetabile Kost), die Vollwerternährung (nach v. Koerber, Männle, Leitzmann), Vollwertkost (nach Bruker), Hay-Trennkost und die anthroposophische Ernährung.

**Antinutritive Substanzen** Nahrungsinhaltsstoffe, die eine maximale Verwertung der Nährstoffe einschränken. Dazu gehört z. B. die Phytinsäure in Hülsenfrüchten und Ölsaaten. Sie ist in der Lage, Eisen- und Zinkionen fest zu binden, die vom menschlichen Körper dann nicht oder kaum noch genutzt werden können.

**$a_w$-Wert** Über einem Lebensmittel herrschende Gleichgewichtsfeuchtigkeit bzw. Wasseraktivität. Dabei hat ein absolut trockenes Gut einen $a_w$-Wert von 0, während über Wasser ein $a_w$-Wert von 1,0 herrscht. Der $a_w$-Wert ist v. a. für alle Veränderungen maßgeblich, bei denen ein Stoffaustausch durch Zellmembranen stattfindet, beispielsweise für das Wachstum von Mikroorganismen und deren Enzymwirkungen.

**Benzpyren** Krebserzeugender Bestandteil des Steinkohleteers, der bei der unvollständigen Verbrennung organischen Materials (Holz, Kohle, Erdölprodukte) entsteht. Über Boden, Wasser und Luft gelangt er als Verunreinigung in pflanzliche Nahrungsmittel. Benzpyren entsteht auch beim Rauchen sowie beim Räuchern und Grillen von Fleisch. Grillen und Fritieren bei kontrollierten Temperaturen um 200 °C gelten dabei als unbedenklich. Anders hingegen bei Erhitzung von Fett auf mehr als 500 °C (tropfendes Fett auf Grillkohle), hier entstehen bedenkliche Mengen an Benzapyren. In geräuchertem Fleisch darf der Benzpyrengehalt 1 µg/kg nicht überschreiten.

**Biogene Amine** Gruppe von niedermolekularen, organischen, im Tier- und Pflanzenreich weit verbreiteten stickstoffhaltigen Basen mit vielfacher physiologischer Bedeutung. Biogene Amine haben spezielle Bedeutung als lokale Gewebshormone (z. B. Histamin, Tyramin, Serotonin), als Bausteine von Hormonen (Dopamin) oder als direkt beteiligte Substanzen oder Bausteine für Substanzen in neurophysiologischen Abläufen (z. B. Dopamin, Histamin, Tryptamin, Serotonin). Sie kommen in geringen Mengen natürlicherweise in fast allen Lebensmitteln vor und entstehen durch enzymatischen Abbau von Aminosäuren. In den meisten Lebensmitteln steigt der Gehalt an biogenen Aminen durch Eiweißabbau schon bei der Lagerung sowie durch die Zubereitung und Verarbeitung leicht an, in weitaus stärkerem Maße aber bei mikrobiell bedingtem Lebensmittelverderb (v. a. bei Fisch, Fleisch und Wurstwaren). Auch in Lebensmitteln, die mit Hilfe mikrobieller Gärungstechniken bzw. durch Fermentation hergestellt werden (Käse, Sauerkraut, Rotwein) finden sich biogene Amine in höheren Mengen. Bei Überdosen (>100 mg) können sie beim Menschen zu Erbrechen, Kopfschmerz und Kreislaufsymptomen führen.

**Biologische Wertigkeit** Im weiteren Sinne eine allgemeine Aussage über den Gehalt eines Lebensmittels an lebenswichtigen (essentiellen) Bestandteilen wie Aminosäuren, mehrfach ungesättigten Fettsäuren, Mineralstoffen, Vitaminen sowie an höhermolekularen Kohlenhydraten wie Stärke oder Ballaststoffe. Im engeren Sinn ist die biologische Wertigkeit eine Angabe für die Qualität des Eiweißes in Lebensmitteln. Sie besagt, wieviel Gramm Körpereiweiß durch 100 g des betreffenden Nahrungsproteins aufgebaut werden können. Beispielsweise hat das Eiweiß im Vollei für den Menschen eine biologische Wertigkeit von 94–100, das Eiweiß in Kartoffeln dagegen nur von 71–79.

**BMI (Body Mass Index)** Index zur Beurteilung des Körpergewichtes. Berechnet wird er aus dem Körpergewicht und dem Quadrat der Körperlänge: BMI = Körpergewicht (kg) : Körperlänge (m)$^2$. Da der BMI eines Menschen gut mit der Fettgewebsmasse korreliert, kommt ihm bei der Beurteilung des Risikos von Übergewicht eine besondere Bedeutung zu. Ein BMI von 20–25 liegt im wünschenswerten Bereich, ein BMI oberhalb von 25 deutet dagegen auf ein Übergewicht hin, das bei Bestehen eines oder mehrerer anderer Risikofaktoren der medizinischen Kontrolle bedarf. Mit steigendem Alter ist ein geringfügig steigender BMI tolerierbar.

**Brennwertverminderte oder -arme Lebensmittel** Lebensmittel mit technologisch verringertem Energiegehalt. Dabei unterscheidet die Gesetzgebung die Begriffe "kalorienarm" (mit geringem Brennwert) und "kalorienreduziert" (mit vermindertem Brennwert). Als "kalorienarm" dürfen Lebensmittel bezeichnet werden, die nicht mehr als 50 kcal in 100 g des verzehrsfertigen Lebensmittels enthalten. "Kalorienreduziert" sind solche Lebensmittel, die 40 % weniger Energie liefern als vergleichbare normale Lebensmittel.

**Carry-Over-Effekt** Bezeichnung für den Übergang eines Stoffes aus einem Lebensmittelvorprodukt in das Endprodukt.

**Chymosin** Im Saft des Kälberlabmagens enthaltenes Gerinnungsenzym. Es wird auch Lab oder Rennin genannt. Chymosin wird zur Dicklegung von Milch verwendet und hat für die Käseherstellung erhebliche wirtschaftliche Bedeutung. Neben der traditionellen Gewinnung aus den Kälbermägen kann Chymosin auch mit Hilfe von Mikroorganismen produziert werden, wobei sog. Labaustauschstoffe entstehen. Daneben ist es gelungen, das Chymosingen zu isolieren und mit Hilfe gentechnischer Beeinflussung bestimmte Bakterienarten (E. coli) zur Produktion anzuregen. Das gentechnisch erzeugte Chymosin wurde 1990 in den USA zugelassen. Auch in einigen europäischen Staaten darf es eingesetzt werden. In der Bundesrepublik Deutschland wurde die gesundheitliche Bedenklichkeit gentechnisch gewonnener Chymosine vom damaligen Bundesgesundheitsamt bzw. dem Robert-Koch-Institut geprüft und verneint. Der Einsatz von gentechnisch produziertem Chymosin in Käseprodukten stößt in der deutschen Bevölkerung teilweise auf starke Ablehnung.

**Convenience Food** Industriell gefertigte Lebensmittel, die weitgehend küchenfertig vorbereitet oder tisch- oder verzehrfertig sind und dadurch Vor- und Zubereitungsarbeit ersparen. Zu den vorgefertigten Lebensmitteln gehören garfertige Lebensmittel, tischfertige Speisen, verzehrfertige Speisen, Instanterzeugnisse, Kurzkochspeisen (besonders auf Getreide- und Hülsenfruchtbasis), Kartoffelveredelungsprodukte, kalt quellende Nachtische auf Getreide- und Stärkebasis, fertige Teigmischungen oder auch Trockenmüslis. Der Einsatz von vorgefertigten Lebensmitteln spart beim Anwender Energie, Zeit, Lagerplatz, Transportkosten und beim Großverbraucher Gerät und Investitionskosten und erlaubt zugleich, das Speisenangebot zu erweitern.

**Cyanogene Glykoside** Glykoside sind organische Verbindungen von Kohlenhydraten (Mono- und Disaccharide) mit beispielsweise anderen Sacchariden, Alkoholen oder Eiweißverbindungen. Zu den Glykosiden gehören z. B. die Saponine als stickstofffreie Glykoside, die in Nahrungspflanzen wie Spinat, Hülsenfrüchten, Spargel, Rote Bete und Zuckerrüben vorkommen. Sie werden im menschlichen Verdauungssystem schlecht resorbiert. Saponine schädigen die roten Blutkörperchen; diese unerwünschte Eigenschaft geht durch Erhitzen z. T. verloren. Cyanogene Glykoside kommen z. B. in bitteren Mandeln vor, deren Genuß im mitteleuropäischen Raum des öfteren zu Vergiftungserscheinungen führte.

**Deutsches Lebensmittelbuch** Es enthält Leitsätze zur Herstellung, Beschaffenheit oder zu sonstigen Merkmalen von Lebensmitteln, die für ihre Verkehrsfähigkeit von Bedeutung sind. Die rechtliche Legitimation für die Bildung und Arbeit der Deutschen Lebensmittelbuchkommission bildet § 33 des LMBG, der die Kommission beauftragt, diese Leitsätze zu erarbeiten und z. B. im Falle unklarer Verkehrsbezeichnungen für Lebensmittel auch korrigierend tätig zu werden. Die Leitsätze des Deutschen Lebensmittelbuches sind im Sinne objektivierter Sachverständigengutachten zu betrachten, in denen die Auffassung aller am Verkehr mit Lebensmitteln beteiligten Kreise zum Ausdruck kommt. Die Deutsche Lebensmittelbuchkommission wird paritätisch aus Vertretern der Wissenschaft, der Lebensmittelüberwachung, der Verbraucherschaft und der Lebensmittelwirtschaft gebildet.

**Einkommenselastizität** Den Elastizitätsbegriff führte Alfred Marshall 1898 in die Wirtschaftswissenschaften ein. Der Begriff beschreibt den Zusammenhang zwischen zwei ökonomischen Größen. So bedeutet eine hohe Einkommenselastizität der Nachfrage, daß die Nachfrage eines Gutes vom Einkommen der Haushalte relativ abhängig ist (einkommenselastisches Produkt). Eine geringe Einkommenselastizität der Nachfrage bedeutet hingegen, daß die Nachfrage für ein Gut relativ unabhängig vom Einkommen des Haushaltes ist (einkommensunelastisches Produkt).

**Enzymatische Bräunung** Selbständig ablaufende Oxidation von phenolischen Inhaltsstoffen unter Einwirkung lebensmitteleigener Enzyme (Phenoloxidasen) beispielsweise bei Äpfeln und Bananen. Enzymatische Bräunungsreaktionen führen zu unerwünschten Veränderungen des Aussehens der Lebensmittel. Die enzymatische Bräunung kann während der Verarbeitung durch Zusatz von Zitronensaft (Ascorbinsäure) verhindert werden.

**Ernährungsabhängige Krankheiten** Krankheiten, die teilweise oder ganz ernährungsbedingt und/oder diätetisch beeinflußbar sind. So können ernährungsabhängige Erkrankungen durch ungünstige Ernährungsgewohnheiten mitverursacht sein, wie im Falle von Übergewicht und Herz-Kreislauf-Erkrankungen. Einige der ernährungsabhängigen Krankheiten können durch Einhaltung einer Diät beeinflußt oder durch bestimmte Ernährungsmaßnahmen behandelt werden. Dies trifft z. B. auf die Phenylketonurie zu, bei der die Betroffenen eine Diät befolgen, durch die die Aminosäure Phenylalanin strikt vermieden wird. Andere ernährungsabhängige Krankheiten entstehen, wenn der physiologische Bedarf von Nährstoffen nicht gedeckt ist, wie dies z. B. bei den Jodmangelkrankheiten der Fall ist. Weitere Ursachen können Lebensmittelzusatzstoffe oder bakterielle Infektionen des Lebensmittels sein.

**Ernährungsökologie, ernährungsökologischer Ansatz** Ernährungsökologie ist nach Aussagen ihrer Vertreter eine interdisziplinäre Wissenschaft, die die Wechselwirkungen der Ernährung mit dem einzelnen Menschen, der Umwelt und der Gesellschaft erforscht. Anliegen ist es, realisierbare und zukunftsweisende Ernährungskonzepte zu entwickeln, die sich durch hohe Gesundheitsverträglichkeit, Umweltverträglichkeit und Sozialverträglichkeit auszeichnen.

Die Vollwerternährung nach v. Koerber, Männle und Leitzmann gilt als praktische Umsetzung dieses Ansatzes.

**Gefrierlagerung** Gefrieren der Lebensmittel unter −12 °C (Gefrieren) bzw. unter −18 °C (Tiefgefrieren). Angewendet wird dieses Verfahren v. a. bei Fisch, Fleisch, Obst und Gemüse. Wichtig für den konservierenden Effekt ist das schnelle Absenken der Temperatur unter −5 °C (Schockgefrieren).

**Gesundheitsdefinition der WHO** Stammt aus der Mitte der 40er Jahre und definiert Gesundheit als Zustand völligen körperlichen und sozialen Wohlergehens, nicht nur der Abwesenheit von Krankheit und Schwäche. Auf dem Weg zu einem modernen Gesundheitsverständnis war diese Definition von großer Bedeutung, da sie das Wohlbefinden einzelner Menschen in den Mittelpunkt stellt und die gesamte Lebensqualität mit in die Gesundheitsdefinition mit einbezieht.

**Infektionen** Siehe Lebensmittelvergiftung

**Intoxikationen** Vergiftung durch Toxine (s. Lebensmittelvergiftung)

**Kompetitiver Wachstumseffekt** In Lebensmitteln enthaltene pathogene und nichtpathogene Mikroorganismen sind in ihrem Entwicklungsprozeß auf spezifische Lebensbedingungen angewiesen (z. B. Wassergehalt, Temperatur, Nährstoffe). Durch gezielte lebensmitteltechnologische Beeinflussung dieser Bedingungen kann das Wachstum der nichtpathogenen Flora (Begleitflora) gefördert werden. Durch einen kompetitiven Wachstumseffekt der Begleitflora wird die Bildung einer pathogenen Monokultur gleichzeitig verhindert. Dies senkt das lebensmittelhygienische Risiko.

**Kühlkette, kontinuierliche** Bezeichnet die ununterbrochene Kühlung eines Lebensmittels von der ersten Kühlung am Ende der Produktion über den Transport bis hin zum Verbraucher. Bei vorschriftsmäßiger Behandlung des Kühlgutes sollte die Temperatur, bei der das Lebensmittel gelagert wurde, möglichst bis zum Verbrauch aufrechterhalten werden, da sonst ein qualitätsminderndes Mikroorganismenwachstum einsetzen kann.

**Lebensmittelvergiftung** Allgemeine Bezeichnung für eine Erkrankung, die durch den Verzehr primär oder sekundär verunreinigter Lebensmittel ausgelöst wurde. Für die primären Risikofaktoren ist das Lebensmittel immer nur das Transportmittel für Verunreinigungen aus der Umwelt. Es erfolgt keine Anreicherung im Produkt. Die Verunreinigungen sind in der Regel sensorisch nicht erkennbar. Hierzu gehören z.B. pathogene Bakterien, Parasiten, giftige mikrobielle Stoffwechselprodukte (Infektion) oder chemische Stoffe aus der Umwelt. Die sekundären hygienischen Risikofaktoren sind in der Praxis jedoch von wesentlich größerer Bedeutung. Einerseits werden dadurch über 80 % aller Erkrankungen durch Lebensmittel verursacht, andererseits sind sie durch geeignete technologische Maßnahmen gut zu verhindern. Meist werden Erkrankungen erst nach Aufnahme größerer Bakterienmengen ausgelöst, wenn nach Verunreinigung des Lebensmittels durch grob fahrlässige Behandlung eine massive Vermehrung der Bakterien erfolgt ist. Zu unterscheiden sind hier bakterielle Lebensmittelvergiftungen durch toxinbildende Bakterien (z.B. Botulismus; Intoxikation) und bakteriell bedingte Lebensmittelerkrankungen durch infektöse Bakterien (z.B. Salmonellose; Infektion). Lebensmittelvergiftungen lassen sich durch eine hygienisch einwandfreie Erzeugung und Gewinnung der Lebensmittel, durch eine hygienisch technologisch gesicherte Verarbeitung von der Rohware bis zu fertigen Lebensmitteln und eine fachgerechte und kühle Lagerung verhindern.

**Lebensstil** Beschreibt die alltägliche Lebensweise von Menschen, in der sich ihre Wert- und Lebensorientierungen ausdrücken. Lebensstile werden zur sozialen Klassifizierung genutzt, seitdem es immer schwieriger wird, Einstellungen und Verhaltensweisen mit Hilfe ausschließlich soziodemographischer Dimensionen (wie Einkommen, Geschlecht und Bildungsgrad) präzise vorauszusagen.

**Maillard-Reaktion** Biochemische Reaktion von Aminosäuren und Aminen mit reduzierenden Zuckern. Dabei entstehen die sog. Maillard-Produkte, die für die Bräunung von Lebensmitteln beim Erhitzen oder bei der Lagerung verantwortlich sind. Die Maillard-Reaktion ist einerseits für bestimmte, erwünschte Aromarichtungen erforderlich (z.B. beim Braten von Fleisch und Rösten von Kakao), andererseits treten aber auch unerwünschte Aromakomponenten (z.B. beim Lagern von Milchpulver) auf.

**Nitrosamine** Erzeugen im Tierversuch u.a. Leber-, Speiseröhren-, Blasen-, Lungen- und Nierenkrebs und gehören deshalb zu den Karzinogenen. Sie entstehen bei der Reaktion von salpetriger Säure bzw. Nitrit mit organischen Stickstoffverbindungen in Lebensmitteln und im menschlichen Stoffwechsel. Nitrosamine können in Spuren in Lebensmitteln auftreten, z.B. in geräucherten oder gepökelten Fleischwaren und aufgewärmten Speisen nach unsachgemäßer Kühlung. Die mittlere tägliche Aufnahme von Nitrosaminen durch den Menschen wird auf 0,1–1,0 µg geschätzt. Bei Rauchern kommen erhebliche Mengen (bis zu 15 µg) an Nitrosaminen aus dem Rauch hinzu. Um die exogene und endogene Nitrosaminbildung einzuschränken, bemüht man sich um eine Senkung des Nitrat- und Nitritgehaltes in Fleischwaren, Trinkwasser und Gemüse.

**Nährstoffdichte** Wichtige Größe zur Beurteilung der ernährungsphysiologischen Qualität eines Lebensmittels. Dabei wird der Gehalt eines Lebensmittels an einem Nährstoff in Beziehung zum Energiegehalt des Lebensmittels gesetzt und mit den DGE-Empfehlungen für den entsprechenden Nährstoff verglichen. Lebensmittel, deren Nährstoffdichte der in den Empfehlungen festgelegten Nährstoffdichte entspricht oder sie übersteigt, sind ernährungsphysiologisch günstig zu bewerten (z.B. Milch und Milchprodukte). Eine hohe Nährstoffdichte ist jedoch nicht immer positiv zu bewerten. Dies ist zum Beispiel beim Natrium bzw. dem Natriumchlorid (Kochsalz) der Fall.

**Pökeln/Pökelfarbstoff** Pökeln ist eine spezielle Form der Anwendung von Salz zusammen mit den Pökelstoffen Nitrit oder Nitrat. Es wird bei Pökelwaren und Wurst zur Ausbildung eines hitzestabilen Pökelfarbstoffes ("Pökelrot"), zur Aromabildung und zur Verlängerung der Haltbarkeit verwendet. Die Herstellung, Verpackung und Verwendung von Nitritpökelsalz sind lebensmittelrechtlich straff geregelt. Das Nitritpökelsalz ist ein Gemisch aus Speisesalz und Natriumnitrit (0,4–0,5%) und dämmt das Wachstum von Mikroorganismen ein.

**Proteaseinhibitoren** Verbindungen, die proteinspaltende Enzyme (Proteasen) inaktivieren. Sie bilden mit Enzymen der Bauchspeicheldrüse (Trypsin und Chymotrypsin) inaktive Verbindungen und verhindern so, daß die Enzyme andere Eiweißverbindungen aufspalten können. Proteaseinhibitoren sind in zahlreichen pflanzlichen Nahrungsmitteln nachgewiesen worden: z.B. in den eßbaren Samen bzw. Früchten von Erdnuß, Hafer, Straucherbse, Johannisbrotbaum, Buchweizen und Soja. Die Aktivität der meisten Proteaseinhibitoren wird bei ausreichender Erhitzung (5–15 min) oder beim Keimen (enzymatisch) von Samen weitgehend gehemmt.

**Rückstände** Unerwünschte Fremdstoffe von langlebigen, in der Natur schwer abbaubaren Pestiziden und Wachstumsregulatoren sowie von Masthilfsmitteln. Die Anwendung von Präparaten dieser biologisch hochwirksamen Substanzen in der Landwirtschaft unterliegt gesetzlichen Bestimmungen, die das Auftreten in den späteren Lebensmitteln auf ein tolerierbares Minimum (höchstzulässige Rückstandsmenge) reduzieren und dort, wo das Risiko hoch erscheint, gänzlich verbieten. Allerdings sind derartige Bestimmungen in den verschiedenen Ländern ganz unterschiedlich, so daß die in Lebensmitteln enthaltenen Rückstandsmengen sehr verschieden ausfallen können.

**Selektive Wahrnehmung** Es läßt sich in Studien nachweisen, daß bei Kommunikationsprozessen Informationen nach bestimmten Auswahlmechanismen wahrgenommen werden. Einzelne Informationen innerhalb eines großen Informationsangebotes werden dabei vom Menschen in Bezug gesetzt zu seinen schon bereits vorhandenen Wissensbeständen und Erfahrungen. Es wird angenommen, daß auch Einstellungen, Normen und Werte des einzelnen die Wahrnehmung des Informationsangebotes beeinflussen. Aus der Umwelt aufgenommene Informationen müssen an die internen Wissens- und Erfahrungsbestände anknüpfen, damit sie wahrgenommen werden können. Die selektive Wahrnehmung ist ein sinnvolles Verhalten in Situationen des Informationsüberflusses und dient als grundlegendes Konzept zur Erklärung unterschiedlicher Wahrnehmung von Realitäten (Konstruktion von Wirklichkeit). Sind Verbraucher beispielsweise sensibilisiert für das Thema „Schadstoffgehalte in Lebensmitteln", so steigt nach diesem Konzept die Wahrscheinlichkeit, daß diesbezügliche Informationen verstärkt aufgenommen werden.

**Turgor** Flüssigkeitsinnendruck einer Zelle. Eine Abnahme des Turgors in Salat und Gemüse führt zum Verlust der "Knackigkeit".

**Verunreinigungen** Darunter versteht man unerwünschte Fremdstoffe der Industrie, der Energieerzeugung, des Verkehrs, der Landwirtschaft, von menschlichen Ansiedlungen und des gesteigerten Konsums generell in Lebensmitteln. Dazu gehören toxische Schwermetallionen, chlororganische Verbindungen, polyzyklische Kohlenwasserstoffe, Nitrat und Radionuklide. Obwohl Verunreinigungen anthropogenen Ursprungs sind, läßt sich ihr Vorkommen in Lebensmitteln nur schwer steuern. Sie sind nur durch umfassende Maßnahmen in der Umwelt der Nutzpflanzen und -tiere sowie bei der Verarbeitung und der Lagerung der Lebensmittel zu vermindern.

# Sachverzeichnis

## A

Aflatoxine 100
Agrarreform 72
Aleuronschicht 107
Alkaloide 104
Alkohol 51
Allergien 77
Ameisensäure 72
Antibiotika 14
Antioxidanzien 77
Appert-Verfahren 73
Aromastoffe 123
Aspergillus flavus 100
Außer-Haus-Verzehr 39
$a_w$-Wert 99

## B

Babykost 43, 122
Ballaststoffe 58, 60
Bedürfnispyramide 17
Benzoesäure 72
Benzpyren 78
BMI (=Body-Mass-Index) 57, 67
Borsäure 72
Brennwert 85
BSE 13, 24, 77

## C

Carotinoide 62
Carry-Over-Effekt 100
Chymosineinsatz 128
Claviceps purpurea 100
Convenience 79, 86

## D

Deklarationsliste 40
Discountmärkte 29
Düngung 72

## E

Eiweiße 57
Entfremdung 39
Erbswurst 73
Ernährungsbericht 64, 65, 101
Ernährungsindustrie 9, 28
Ernährungskette 75
Eßkultur 52
Eßlust 56
Europäische Union 27

## F

Farbstoffe 14, 123
Fast-Food 80
Fertigprodukte 86
Fett/-e 51, 57
Flavonoide 62
Fleischbeschaugesetz 73
Fleischextrakt 73
Flüssigeiskandal 43
Formaldehyd 72
Fremdstoffe 68
Functional Foods 80
Futterersatzstoffe 68

## G

Gärung 99
 -, alkoholische 99
 - Milchsäure- 99
 - Teig- 99
Gastronomen 56
Gastrosophen 55
Gebrauchswert 31
Gefrierlagerung 88, 89
Gentechnik 77, 127
gentechnisch 96
Genußwert 33
Gesundheit 49
Gesundheitsbeeinträchtigungen 1
Gesundheitsgefährdung 9, 11, 12, 64 128
Gesundheitsrisiko 11, 64
gesundheitsschädigend 2
Gesundheitsschädigung 14, 41
Gesundheitswert 13, 19, 34, 105
Gewerbefreiheit 71
Gewicht 57
Glycol 43
Grenzwerte 91
Grundbedürfnisse 18

## H

HACCP 91
Handel 28
Hormone 14
Hormonkälberskandal 43
Hungerkatastrophen 72
Hygienestandard 90

## I

Image 1, 9, 46, 81
 - Negativ- 1, 6, 9, 23, 46
Informationsangebot 5, 19, 23
Inhaltsstoffe 32, 62, 94, 103
 -, sekundäre 62, 63
 -, unerwünschte 103
 -, wertgebende 32
 -, wertmindernde 32, 34
 -, wertsteigernde 34
Innovation 17, 19
Intransparenz 27

## J

Jodierung 83

## K

Katalase 99
Kaufverhalten 6
Kennzeichnung 95
Kohlenhydrate 57
Kolonialwaren 72
Konservierungsstoffe 14, 123, 127
Konsumentenleitbilder 6
Konsumgenossenschaften 29
Konsumkompetenz 5

Konsumtrends 16
Krankheit 49
Kühlen 75, 76
Kühlkette 29

## L

Lebenserwartung 58, 65, 97
Lebensmittel 2, 3, 10, 15
- aus industrieller Fertigung 3
- bestrahlung 77
- gesetz 43
- skandal 7, 20, 41, 42, 73
-, unverarbeitet 15
-, verarbeitet 15
Lebensmittelfertigung 2, 18, 19, 38
-, industrielle 2, 3, 4, 19, 38, 121
Lebens- und Nahrungsmittel 3
Lebensstil 16
Leistungsfähigkeit 58

## M

Margarine 73
Massenfilialbetriebe 29
Massenmedien 37
Massenproduktion 5
Milchprodukte 13, 66
Mindesthaltbarkeitsdatum 93
Mißtrauen 14, 22
Mutterkornvergiftung 100
Mykotoxine 100

## N

Nährstoffbedarf 58
Nährstoffdichte 34
Nährstoffverluste 88

Nahrungsmittel 2, 3
Nematoden 43
Nitrosaminen 78
Nostalgie 123
Novel Food 117
Nullrisiko 77

## O

Olivenöl 43

## P

Parboiled-Reis 107
Partizipation 128
Pasteurisieren 75
Pasteurisierung 92
Peroxidase 99
Pestizide 64
Pflanzenschutzmittel 68
Phytinsäure 62
Phytosterine 62
Pökelfarbstoff 95
Produktlinienanalyse 35

## Q

Qualitätsnormen 42
Qualitätssicherung 90

## R

Reaktorunfall 22
Rindfleisch 13
Rohstoffe 40
Rohwaren 108
Rückstände 14, 63, 68

## S

Salizylsäure 72
Salmonellen 43
Salmonellose 77, 98
Saponine 62
Sättigungsphänomen 19, 123
Schadstoffe 63
Schwangerschaft 59
Schweinepest 77
Selbstkontrolle 90
Solanin 103
Sozialwert 32
Speisesalz 84
Sterilisieren 75
Stillperiode 59
Supermärkte 29

## T

Tiefgefrieren 75
Tiefkühlware 89
Tierarzneimittel 68
Toxine 64, 101
Trocknen 75

## U

Überflußsituation 18, 19, 25
Urbanisierung 28

## V

Verbraucherberatung 16
Verderb 75, 102
Verfälschung 41
Vergiftung 7, 12, 15, 73, 119
Verkehrsauffassung 30
Verkehrsbezeichnung 93
Verpacken 76
Vertrauen 40, 45
Verunreinigungen 63, 68
Verunsicherung 1, 4, 5, 12, 19
Vitaminverlust 88, 106
Vollwerternährung 3, 20, 22
Vorlagerung 88
Vorsorge 49

## W

Wachstum 59
Wahrnehmung 6, 37, 38, 124
-, selektive 37
-, subjektive 6
Warenhäuser 29, 72

## Z

Zusatznutzen 81
Zusatzstoffe 14, 64, 94, 95

# Springer und Umwelt

Als internationaler wissenschaftlicher Verlag sind wir uns unserer besonderen Verpflichtung der Umwelt gegenüber bewußt und beziehen umweltorientierte Grundsätze in Unternehmensentscheidungen mit ein. Von unseren Geschäftspartnern (Druckereien, Papierfabriken, Verpackungsherstellern usw.) verlangen wir, daß sie sowohl beim Herstellungsprozess selbst als auch beim Einsatz der zur Verwendung kommenden Materialien ökologische Gesichtspunkte berücksichtigen.
Das für dieses Buch verwendete Papier ist aus chlorfrei bzw. chlorarm hergestelltem Zellstoff gefertigt und im pH-Wert neutral.

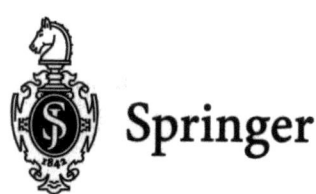

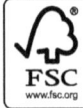

MIX
Papier aus verantwortungsvollen Quellen
Paper from responsible sources
FSC® C105338

If you have any concerns about our products,
you can contact us on
**ProductSafety@springernature.com**

In case Publisher is established outside the EU,
the EU authorized representative is:
**Springer Nature Customer Service Center GmbH
Europaplatz 3, 69115 Heidelberg, Germany**

Printed by Libri Plureos GmbH
in Hamburg, Germany